[以]泰莎·切鲁切（Tessa Chelouche）
[美]杰弗里·布拉默（Geoffrey Brahmer）
著

苏玉菊 译

永不再来

Casebook on Bioethics
and the Holocaust

对医学屠杀的生命伦理学反思

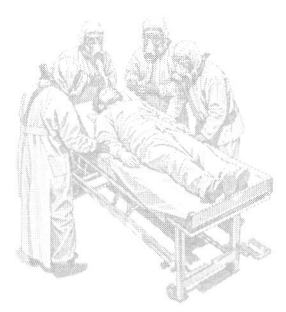

知识产权出版社
全国百佳图书出版单位
—北京—

图书在版编目（CIP）数据

永不再来：对医学屠杀的生命伦理学反思/（以）泰莎·切鲁切（Tessa Chelouche），（美）杰弗里·布拉默（Geoffrey Brahmer）著；苏玉菊译. —北京：知识产权出版社，2025.1. —ISBN 978 – 7 – 5130 – 9596 – 9（2025.3 重印）

Ⅰ. R – 052

中国国家版本馆 CIP 数据核字第 2024CY4364 号

策划编辑：庞从容   责任校对：谷　洋
责任编辑：赵利肖   责任印制：孙婷婷

永不再来：对医学屠杀的生命伦理学反思
（Casebook on Bioethics and the Holocaust）

[以] 泰莎·切鲁切（Tessa Chelouche）
[美] 杰弗里·布拉默（Geoffrey Brahmer）　著

苏玉菊　译

出版发行：知识产权出版社 有限责任公司	网　址：http://www.ipph.cn
社　址：北京市海淀区气象路 50 号院	邮　编：100081
责编电话：010 – 82000860 转 8725	责编邮箱：2395134928@qq.com
发行电话：010 – 82000860 转 8101/8102	发行传真：010 – 82000893/82005070/82000270
印　刷：三河市国英印务有限公司	经　销：新华书店、各大网上书店及相关专业书店
开　本：880mm×1230mm　1/32	印　张：6.625
版　次：2024 年 12 月第 1 版	印　次：2025 年 3 月第 2 次印刷
字　数：160 千字	定　价：68.00 元
ISBN 978 – 7 – 5130 – 9596 – 9	

出版权专有　侵权必究

如有印装质量问题，本社负责调换。

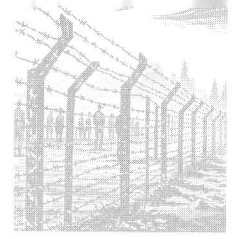

助手　苏珊·本尼迪克特

联合国教科文组织原生命伦理主持人机构（海法）
主席　阿芒·卡米教授
以色列海法大学法学院卫生、法律与伦理国际中心

原以色列联合国教科文组织全国委员会
以色列海法大学法学院卫生、法律与伦理国际中心
原主席　阿芒·卡米教授

本译著系 2024 年国家社会科学基金
项目"公共卫生规制范式转型研究"
(24BFX023) 的阶段性成果

致 谢

我们要特别感谢海法大学卫生、法律与伦理学国际中心（International Center for Health, Law and Ethics, University of Haifa）以及联合国教科文组织生命伦理主持人机构（UNESCO Chair in Bioethics）的阿芒·卡米（Amnon Carmi）教授。如果没有他对这一研究的重要性的远见卓识，这本与众不同的著作便不可能呈现。此外，我们还要对他贡献的灵感、宝贵建议、协助和支持深表谢意。

前言

以色列著名医生、医学史学者泰莎·切鲁切（Tessa Chelouche）博士要撰写一本关于大屠杀期间医疗现象和医生行为的书的动议应该受到高度赞赏。从隐藏的档案中收集和提取相关数据，不仅是一项复杂的科学任务，也是一种极其艰难的情感体验。

据载，当伟大的犹太历史学家希蒙·杜博诺夫（Shimon Dubnov）和在里加（Rīga）的其他犹太人一起被处决时，他转向他们说："记住，记住，写下一切。"

记住——它会带来什么好处？

为什么我们要召唤鬼魂？为什么我们要打开有关毒气室的记忆——这个装着大屠杀所引起的折磨和绝望的潘多拉盒子？当我们费尽心思地收集点点滴滴来铭记时，它是如此触痛我们的心灵，但是我们为什么还要这样做？

"如果我们过于关注死者方面，"埃利·维塞尔（Elie Wiesel）说，"我们就要冒着想加入他们行列的风险。"

记忆本身并不是目的，它只是一种工具。而使用这个工具可能只有一个目的：让大屠杀永不再来！

不是为了科学记录，也不是为了美化烈士的死亡，已经发生的事是无法改变的，追忆逝者也无法挽回他们的生命。"永不再来"呼求的是人类的生存、人性的留存。

我在阅读泰莎·切鲁切、杰弗里·布拉默（Geoffrey Brahmer）和苏珊·本尼迪克特（Susan Benedict）收集的案例时，很难理解一个人怎么会成为刽子手或刽子手的同谋，很难理解医生怎么会对人类施加折磨。

用埃利·维塞尔的话来说，就是："我不明白这是怎么发生的。我活得越长，就越不明白。但我会继续学习，这是另一个教训——尽管我们不明白，但我们必须继续学习。"

生命伦理主持人机构（海法）经联合国教科文组织授权，致力于促进和推进世界各地医学院的伦理学教学。

为满足教师和学生的用书需求，生命伦理主持人机构（海法）编写、出版了系列指导用书，本书就是其中之一。

只编写伦理规范与书籍还远远不够，只有当这些伦理规范被遵行、这些书籍被使用时才有意义。施行就是教育。

本书提供了对大屠杀现象的了解。对这个无解的问题的挣扎——怎么可能发生——或许能够促使我们的学生认识到"大屠杀永不再来"的愿望与需要，并履行誓言：记住。

阿芒·卡米教授
联合国教科文组织原生命伦理主持人机构（海法）负责人
[Head, UNESCO Chair in Bioethics (Haifa)]

目录

导　论 / 001

第一部分　纳粹医生的历史背景 / 007

1. 被纳粹医学采用的优生学概念 / 015
   1.1　优生学：医生参与有关人的生命价值的决策 / 015
   1.2　优生绝育 / 020
2. 种族主义与纳粹医学 / 024
   2.1　种族成为医学诊断的标准 / 024
   2.2　纳粹医学界的种族主义 / 029
3. 纳粹统治下的医学教育 / 034
4. 纳粹时期的医学出版 / 039
5. 医生的双重忠诚：国家 vs. 个人 / 044
6. 经济对医学的压力 / 049
7. 安乐死 / 056
8. 希波克拉底誓言的意义 / 064
9. 医学研究 / 070
   9.1　医患保密 / 070
   9.2　人体实验中的知情同意 / 073

9.3 经父母同意的医学治疗 / 080

9.4 临床研究中的功利主义 / 084

9.5 对通过不道德手段获取的身体器官的使用 / 088

9.6 伪造病历 / 094

9.7 是否可以使用来自纳粹医生的数据？ / 097

10. 医生与酷刑 / 104

11. 医生参与种族灭绝 / 109

12. 医药公司在医学研究中的伦理 / 114

13. 医学良知与举报 / 121

第二部分　囚犯医生的历史背景 / 129

1. 极端情况下的医疗无助 / 135

2. 医疗分诊 / 139

2.1 滥用医疗分诊：纳粹的"甄选" / 139

2.2 分配正义 / 143

3. 医疗照护中的风险 / 147

3.1 面临致命危险时职业身份的披露 / 147

3.2 对待敌人 / 150

3.3 危险情况下的医疗照护——医生/护士的职责 / 154

3.4 改变道德立场 / 158

3.5 遵从纳粹医生 / 161

4. 堕胎：纳粹医生与囚犯医生的视角 / 165

5. 照护临终病人：拒绝协助病人死亡 / 171

6. 讲真话 / 174

7. 医学上的"无选择"之选择 / 178

附录 / 181

附录1　纽伦堡法典（1947年）／ 183

附录2　1900年普鲁士宗教、教育与医疗事务部指令 ／ 185

附录3　1931年德国新疗法与人体实验指南 ／ 186

附录4　赫尔辛基宣言（2024年版）／ 189

导　论

20世纪医学史上最大的污点是德国医生在纳粹时期所扮演的角色。在纳粹掌权时，德国医学是世界上较为精妙的医学之一。德国医学为形塑全球研究性医学和临床医学实践作出了贡献。然而，尽管德国医学具有显赫的地位，它却深陷纳粹意识形态之中，继而广泛参与了纳粹的种族与社会计划的概念化和传播。医学界在学术机构的积极参与和支持下，全面介入了纳粹的种族与社会计划。应当说，支持国家社会主义政策者绝非只有医学界一家，但是医疗行业因对伦理原则、人道主义立场与2000年前希波克拉底誓言（把患者放在首位）的明确承诺，迥然不同于其他行业。

在战后的纽伦堡审判中，只有20名德国医生因反人类罪受审。在这次审判之后，世界医学机构提出了这样的假设：在这个职业中发生的违法行为，只是在一些臭名昭著的地方（比如集中营）工作的一小撮医生的恶行。直到20世纪60年代中期，纽伦堡审判与《纽伦堡法典》（Nuremberg Code）（由纽伦堡国际军事法庭制定）才得到持续关注。纳粹德国医学界的所作所为似乎与世界其他地方的医生完全无关。

今天，我们对事实了解得更清楚，整个医学界（而不仅仅是少数医生）都与纳粹统治下发生的严重罪行密切相关。在20世纪80年代，历史学家开始发表这方面的研究成果，这些成果充分揭示了纳粹主义在德国医学中的渗透程度。超过一半的德国医生都是纳粹党成员，这远远超过所有其他自由职业者加入纳粹党的比例。

在"犹太人大屠杀"（对犹太人实施种族灭绝的术语）发生之前，德国医生就开始将医疗行为置于不受医德限制的状态。在20世纪早期，德国医生提倡种族卫生和优生学政策，渴望限制那些被认为患有遗传性疾病的人的生育。1939年至1945年，他们给大约40万名患有精神和身体疾病的德国人实施了绝育手术。而且，德国医生设计并实施了臭名昭著的"T-4计划"，他们以"安乐死"（Euthanasia）的名义对精神障碍和身体残疾的患者实施医疗谋杀。繁衍纯种雅利安族的目标优先于基本的医学伦理原则，德国医学成为国家政策的组成部分。纳粹医生首先未将自己视为——践行治愈人类疾病、关怀人类福祉的使命与伦理准则的——医生，相反，他们被诱使相信国家福利将优先于病人利益，并且认为对数百万人的灭绝是为了国家利益而进行的"治疗"。

在战争年代，纳粹政策在医生的积极支持与配合下，将犹太人、吉卜赛人和其他少数族群描绘成疾病的象征，从而使大屠杀恐怖行为得以合理化与合法化。医生对集中营的运作至关重要，他们决定谁工作、谁死在毒气室，并对囚犯进行极其痛苦的实验。

在战后的"医生审判"（Doctors' Trial）中，医生因参与在纳粹集中营进行的凶残和不正当的实验而被判反人类罪，这在历史上还是第一次。在最终判决中，法庭阐释了《纽伦堡法典》。该法典对研究对象的权利加以宣示，并对纳粹的不人道实验和大多数被告进行了谴责。即使在战争之前，有关人类实验的其他伦理准则就业已存在，这包括1931年制定的极其详尽的德国准则，但《纽伦堡法典》是第一个国际准则。随后,一系列关于人权和人体实验的国际文件被制定出来,其中包括世界医学会的《日内瓦宣言》《赫尔辛基宣言》和联合国教科文组织的《世界生物伦理与人权宣言》。尽管关于生命伦理原则和人体实验伦理原则的上述文件与其他文件源自《纽伦堡法典》,但这些文件并未提及这一点。确实有人认为,生命伦理学起源于纽伦堡审判,而不是普遍认为的20世纪60年代。

可以肯定的是,医学界在二战后的几十年里一直保持沉默。纽伦堡审判虽然被视为一个重要的历史事件,但对医学伦理并没有产生正式影响。现代生命伦理学对大屠杀这个主题几乎没有涉及。几十年来,唯一提到纳粹医学史的情况是对纳粹医学的类比应用,但在大多数情况下是非常不恰当的,而且没有任何知情依据。

沉默的原因之一,可能是面对过去所产生的不适。而更容易做的是,继续将纳粹医学视为一种无能的、疯狂的虚妄之举,并使自己与纳粹医生保持距离。同样容易做的是,我们认为这样的事永远不会发生在像我们这样的专业人士身上。我们作为医学专业人士,当认识到像我们这样的医生参与了为纳粹种族计划(最终目标是种族灭绝)创制"科学依据"和基础的工作时,会自我感觉很不舒服。世界医学界还没有准备好承认,我们同行中的很多人都在纳粹政权下得到了支持和发展,在那里,医学不仅偏离了其传统精神,而且深陷一种扭曲的关于死亡和痛苦的意识形态之中。

但是,关于医学介入大屠杀的讨论,如果没有引起我们的不适,那将是一种失败;事实上,从这个讨论中产生的不适可以被认为是生命伦理学的基本前提之一。毕竟,生命伦理学是对卫生保健和卫生政策中的伦理问题的反思性检验,旨在为我们、为医疗与保健专业人员提供道德标准，以解决我们在医疗实践中的不适感。讨论医学伦理学问题过程中出现的不适，在某种程度上可以被视为道德操守。正是因为这种"不适"，才有了1947年关于规范人体实验的《纽伦堡法典》10项道德准则的清晰表述。《纽伦堡法典》的第1条准则，即最主要的准则是知情同意原则，随后的现代生命伦理学将自主原则视为临床照护伦理的基本原则之一。自主权可以被视为赋予了患者知情同意权。这一议题以及当今生命伦理学的其他议题，都根源于医学上曾经的"不适"，包括第三帝国（the Third Reich）时期发生的事情。

任何关于纳粹的行为方式和我们当下的行为方式以及纳粹的所作所为和我们现在的所作所为之间可能存在类似的说法，都会被一些人认为是荒谬的。在他们看来，大屠杀期间发生的事是绝无仅有的，因此在当前生命伦理学的讨论中谈及这一议题并无意义。而有些人认为，对纳粹医生的价值判断和道德行为进行探究，可以为当前的辩论和实践提供信息，并防止在当前的生命伦理学辩论中使用不准确的类比。

本书赞同后一种观点。我们认为，卫生保健专业人员必须研究和了解这些医疗卫生中的反常行为，以便就生命伦理学问题进行切实可行且具有指导意义的对话。然而，我们要强调的是，通过吸取纳粹医学的教训来学习对道德争议的分析，并不意味着当今生命伦理学的任何道德或伦理讨论及观点与纳粹医生具有某种道德相似性。多年后，我们之所以要重温这些事件，不是因为我们期待着另一场大屠杀，而是因为医学界必须时刻警惕对其道德操守的挑战。在20世纪30年代和40年代，传统的医学核心价值遭到了深刻而严重的破坏，因为德国的医学界屈服于第三帝国的观念与优先权。纳粹时期德国生物医学的历史迫使我们审视自己的核心假设，即现代医学发展所依据的公认真理。

导 论

我们不应忘记,纳粹医生的所作所为真切地揭示了人类与生俱来的暴力与侵略本性。无以计数的实验、经验和研究都表明,只要条件适当,我们都容易变得残忍,我们拥有盲目追随强大的邪恶势力的本性。作为人类一分子的医生手握生死予夺大权,更应铭记这一点。

大屠杀不是抽象的概念,而是像我们这样的人所采取的一系列日常行动。邪恶形象并非整体呈现,而是表现为某次行动中的某个时刻、某次行动中的某个决定,或某次行动中避开的某个决定。

道德行为也是如此。一边是犯下滔天罪行的医生;一边是那些试图在可怕的条件与境遇下保持本真的囚犯医生——他们遵循希波克拉底誓言,展现出美好的人性,体现了医疗职业的尊严。这两者相互映衬。犹太人聚居区与集中营里的囚犯医生遭遇了令人难以置信的个人与职业困境,同时也面临着在劫难逃的命运。这些困难境遇引起了各种各样的往往是极度痛苦的反应。2005年,大屠杀幸存者、诺贝尔奖获得者埃利·维塞尔在《新英格兰医学杂志》(*New England Journal of Medicine*)上发表了一篇关于他所了解的囚犯医生的文章:

> 然而,在集中营里的囚犯中,医学仍然是一个高尚的职业。几乎随处可见的是,手无器械/药物的医生竭力设法减轻战俘同伴的痛苦和不幸,这样做的代价是时而要牺牲他们自己的健康或生命。我认识几个这样的医生。对他们来说,每个人都不是一个抽象的概念,而是一个有着苦痛的秘密、宝藏、来源的宇宙存在体,有着战胜死亡的微弱却稍纵即逝的可能性的宇宙存在体。在一个惨无人道的宇宙中,这几个医生却持有仁爱。
>
> 当我想到纳粹医生——医学上的行刑者时,我顿失

希望。为了再次找到希望，我想到了其他人——那些受害的医生；我再次看到他们燃烧的目光，他们灰白的脸。

为什么有些人懂得如何给人类带来荣誉，而另一些人却怀恨离弃人类？

大屠杀开始于将受害者非人格化，结束于将行凶者非人格化。纳粹医疗机构始于非人格化地对待病人，终于种族灭绝的罪行。本书的目的之一是使犯罪者和受害者个人化——给行凶的医生、受虐的被害者或被囚在纳粹犹太人区（ghetto）或集中营中的医生起个名字，好让我们都意识到我们首先是易受伤害的人，其次才是医疗专业人员。通过将这些历史事件个人化，我们被要求重新审视自身，被要求从我们自身和我们身处的社会中寻找我们所有人对人类和医学本身福祉所承担的义务与责任。

医学博士　泰莎·切鲁切

第一部分　纳粹医生的历史背景

德国社会中，一些受教育程度较高的人参与或漠视纳粹国家罪行的事实，是整个社会无法回避的、令人不安的问题之一。在此种背景下，受过高等教育的专业人士中的医务人员成为凶手，这最令人感到不安。医生受训本是为了照护病人、减轻人类痛苦和拯救生命，但是一些医生不仅不给病人施救，还进行人体实验对人类造成痛苦，直至犯下谋杀罪行。在未参与这类犯罪的医务人员中，大多数人对同行的罪行以及受害者的痛苦漠不关心。医生和其他医学专业人员对人类社会犯下了滔天罪行。

在20世纪30年代和40年代，德国医生对纳粹种族意识形态及纳粹政权所提供的工作机会毫不抵制，似乎他们生活在科学与哲学的真空中。20世纪的前30年，优生学运动在欧洲、北美洲与其他地方发展起来，这一运动为理解德国科学与医学在纳粹反人类罪行中所起的作用提供了必要背景。"优生学"一词是由查尔斯·达尔文（Charles Darwin）的侄子弗朗西斯·高尔顿（Francis Galton）在19世纪80年代创造的。优生学家认为：一方面，许多社会问题可以通过劝阻或阻止那些存在基因缺陷的个体的生育来消除（此谓消极优生学，negative eugenics）；另一方面，理想的社会特质则可以通过鼓励那些具有优良基因的个体的生育来促成（此谓积极优生学，positive eugenics）。优生学蓬勃发展时期是一个世界范围内的社会巨变时期，是一个工业化、城市化不断发展的时期，也是一个反复产生经济衰退与失业现象而致经济发展极不稳定的时期。优生学家认为，他们的方案是解决反复出现的社会问题的最合理、最有效率的途径。优生学观点认为，科学（而非宗教或社会哲学）将引导人类走向一个生物的、社会的与道德的乌托邦（utopia）。

美国第一个有组织的优生学团体创立于1906年，主要的研究中心由长岛冷泉港优生学记录办公室（Eugenics Record Office at Cold Spring Harbor, Long Island）组建。许多杰出的专业人士在优生学团体的咨询委员会和董事会任职，有关优生学的研究项目由富有的慈善机构资助。这些研究试图证明，一些不受欢迎的社会特质，如贫困、弱智、犯罪等，存在于特定的种族中。除研究工作之外，优生学家也致力于社会行动与制定法律，以促进优生目标的实现。优生学家尤为积极地参与美国移民法的制定，他们认为某些移民具有生物学上的低劣性，因此应被禁止入境。

优生学家在制定强制绝育法方面也发挥了重要作用。美国印第安纳州于1907年颁布了绝育法，成为第一个颁布绝育法的州，截至1935年，已有30个州颁布了此类法律。绝育法允许对相关州机构（监狱、避难所、疗养院和精神病院）的服刑或收容人员，在经过特别"优生学"委员会（special "eugenics" committees）审查后，进行强制绝育。强制绝育的情形包括相关人员有"遗传性弱智""习惯性犯罪""性变态""癫痫"等。在美国，截至1935年，已有超过2.1万人接受了以优生为由的绝育手术；到20世纪60年代，大约有6.4万人接受了绝育手术。同期，在瑞典也有相似数量的人接受了绝育手术。

1905年，种族卫生协会（Society for Racial Hygiene）在柏林成立，自此，优生运动在德国正式存在。然而，在魏玛时期，德国优生学家未能成功通过立法或推行优生学原则。直到纳粹的掌权，优生学才成为国家政策的中心议题。

1920年，两位德国学者，法学教授卡尔·宾丁（Karl Binding）与医学博士阿尔弗雷德·霍切（Alfred Hoche）合作了一部重要的著作《准许毁灭不值得活下去的生命》（*The Permission to Destroy Life Unworthy of Life*）。这本著作反映了第一次世界大战后德国的恐惧心理，即优秀的年轻人（及其基因）毁于战场，只留下"劣等"人自由繁衍。该书提出,消除这些"劣等元素",社会才会恢复平衡。这本书给希特勒留下了很深的印象。1924年,被囚禁在兰茨贝格(Landsberg)的希特勒,写下了《我的奋斗》(*Mein Kampf*)一书,在该书中,他界定了纳粹意识形态原则。在"新德国"的纳粹憧憬中,社会中的犹太人、吉卜赛人与"基因低劣人种"等"外族人"便没有了容身之地。

纳粹最早采取的优生行动是于1933年颁布了《绝育法》(Sterilization Act)。这部法律也被称为《遗传病后代预防法》(Law for the Prevention of Hereditarily Diseased Offspring),实际上是以美国绝育法(the American Sterilization Law)为蓝本形成的。美德两国专业人士之间的大量合作促成了这些法律。当时,被认为患有九种遗传性疾病——遗传性弱智、精神分裂症、躁狂抑郁症、遗传性癫痫、亨廷顿舞蹈症、遗传性失明、遗传性耳聋、严重的身体畸形和慢性酒精中毒——中的任何一种者,都要接受绝育手术。德国的绝育计划所达到的程度远远超过了其他国家,在战争结束时,有超过40万人接受了绝育手术。尽管纳粹后来在纽伦堡审判中援引美国的例子来为其绝育计划辩护,但美国的计划从未达到纳粹计划的规模。

除绝育法外,纳粹在1935年通过了纽伦堡法案(the Nuremberg Laws),该法禁止"雅利安人"与具有超过四分之一犹太血统的人结婚和发生性关系。当人们批判这项立法时,纳粹再次指向美国与其他几个国家,因为在这些国家,反种族通婚法(anti-miscegenation laws)已经存在了几十年。德国医疗界认为,纽伦堡法案属于公共卫生法范畴,该法有助于增强一战后德意志民族的健康。鉴于魏玛共和国的经济危机,优生学范式引发了德国人对"国家效率"(national efficiency)以及消除"非生产性食者"(non productive eaters)或"不值得活下去的生命"(lives not worthy living）的思考。优生学为减少和降低对那些被认为是社会累赘的人与存在遗传缺陷的人的社会福利与医疗保健服务提供了生物学理由。种族主义和反犹太主义只是纳粹统治前优生思想体系的组成部分之一，在是否以优生理念来看待种族问题上，优生学家之间存在分歧。但是，在纳粹掌权期间，以优生学为基础的种族主义与反犹太主义成为第三帝国的主流政策，并作为"科学事实"而广为人们接受。

对那些患有"遗传性疾病"的人进行强制绝育被证明效率低下且费用高昂。此时，第二次世界大战爆发，为将这些计划扩展到"消灭没有价值的生命"提供了机会。战争为采取一些残暴措施提供了借口与掩护——无疑，在和平时期采取这些措施会更为困难。实施"安乐死"计划的决定是由最高政治决策层在获得希特勒关于由指定医生实施"仁慈致死"（mercy killings）的授权的情况下所作出的。医生们从未被强迫要求这样做，而只是被授权这样做。实际上，这项计划从未被合法化。

"安乐死"计划一开始是对身体畸形或有精神障碍的婴幼儿的谋杀，这些孩子被筛选出来，然后在特定的"儿科病房"内被谋杀。实际上，这些病房由医务人员控制，其唯一功能便是杀害孩子。杀害的方法包括过量口服用药法、药物注射法与饥饿法。在"安乐死"计划的第一阶段，5000多个孩子被杀害。后来，该计划扩张为也杀害成人——这被称为"T-4行动"（Operation T-4）。当时，德国建立了一个系统，所有在医疗机构住院的患者都要登记以下信息，即能否工作、是否接受过探视、是否住院5年或5年以上，或是否患有特定的精神与神经疾病。一个医疗专家组被创建出来，受命审查这些登记表，而并不检查病人，然后决定谁将被处决。随后，将被选定的病人送往六个精心挑选的、专门安装了毒气设备的机构。谋杀所用的气体是一氧化碳，毒气通过假淋浴喷头来输送。这些机构的工作人员都是经过特别挑选的医生和护士，整个行动都要保密。送交给亲属的死亡证明书记录了死亡原因，而实际上是虚构的、从预先拟定的清单中选定的死亡原因。

据估计，在"安乐死"计划实施阶段，大约有 7 万名病人被医生谋杀。所有有残疾的犹太人都在 T-4 杀人中心被处决。

最终，不可避免地，这样一个精心策划的骗局及其所致的罪行被受害者的家人及牧师识破。一些牧师纷纷抗议，在德国还出现了动乱。随后，在 1941 年，希特勒在官方层面停止实施"安乐死"计划。但实际上杀戮并没有停止，德国精神病院的医生与其他工作人员继续以分散的方式杀害病人，这种方式被称为"野生安乐死"（wild euthanasia）。直到盟军占领德国数周后，这种杀戮活动才停止。

历史研究表明，纳粹医疗机构在努力清除全国社区的"健康状况欠佳者"时，精心策划并秘密执行了一项行动，最终有 20 多万人被杀害。

在集中营建成之初，纳粹缺乏大规模杀戮的能力，他们寻求措施以减少不断增长的集中营人口。"安乐死"计划的成功实施，让纳粹领导层相信大规模谋杀在技术上是可行的，于是党卫军向 T-4 工作人员求助。1941 年春，T-4 杀人中心的毒气室启动了一项新的杀戮行动。具体而言，被集中营医生认定为患病的囚犯将被送往 T-4 杀人中心，由该中心实施代号为"14f13"行动的医生执行谋杀。

在这项计划实施的两年半时间里，多达 2 万名囚犯失去了生命。直到 1943 年，因对被强迫劳工之需求日益增长，才终止了这一阶段的毒气杀戮。

当执行 T-4 计划的人员被派往被占领地波兰运作"莱因哈德

行动"（Operation Reinhard）时，下一波"医疗"杀戮便拉开了序幕。"莱因哈德行动"是清除波兰主要犹太人聚居区的犹太人的行动代号，事实证明T-4计划与"最终解决方案"（谋杀所有欧洲犹太人的计划）之间存在内在联系。

在死亡集中营里，医生无处不在，他们初选出被火车送达的囚犯，并对其启动医疗屠杀程序。在死亡集中营采取的屠杀方式不仅有T-4方案，还可以根据集中营的需要对屠杀方式进行调整。T-4项目的工作人员为"灭绝营地"的运作提供建议与协助。

医生们利用这些人体材料对集中营的囚犯进行所谓的"科学研究"。德国最负盛名的研究机构和医学科学家联合在T-4行动小组供职的医生以及后来在集中营工作的医生开展实验活动。

整个杀戮行动，始于1940年1月对最无助者、住院病人的医疗屠杀，到1941年受害人范围则扩大到犹太人、吉卜赛人以及其他人，截至1945年，至少剥夺了600万男女老少的生命。

参考文献

1. Robert N. Proctor, *Racial Hygiene*: *Medicine Under the Nazis* (Cambridge, MA: Harvard University Press, 1988).

2. Francis R. Nicosia, Jonathan Huener eds., *Medicine and Medical Ethics in Nazi Germany*: *Origins, Practices, Legacies* (Berghahn Books, 2002).

3. *Deadly Medicine*: *Creating the Master Race* (United States Holocaust Memorial Museum, 2004).

1. 被纳粹医学采用的优生学概念

1.1 优生学：医生参与有关人的生命价值的决策

> **案例研究**

1922 年，德国精神病学家赫尔曼·普凡穆勒博士（Dr. Hermann Pfannmuller）成为一名纳粹党人；他于 1933 年加入暴风部队（SA，一个纳粹准军事组织，其成员身着"棕色衬衫"）。20 世纪 30 年代中期，他领导奥格斯堡（Augsburg）种族和遗传办公室。纳粹党看重他的专业技能，聘请他作为专业讲师，从"种族政治"和"遗传医学"的角度对德国公众进行"遗传健康法"方面的教育。巴伐利亚政府于 1938 年任命普凡穆勒为埃尔夫林-哈尔（Elfling-Haar）精神病院院长，他担任这一职务直至战争结束。1939 年，他向公共保险审查委员会提交了一份关于不赞成在公立医院维持"不值得活下去的生命"的报告。在报告中，他对"清除"这些病人表达了如下意见：

> 作为一名虔诚、独立、有热情的国家社会党人，且作为精神病院院长，我觉得自己有义务为这些机构的经济地位带来有利影响。基于这一立场，我认为，对我们医生明确提及需要把握清除"不值得活下去的

生命"的重要性是适当的。那些不幸的病患活在正常人的影子里,他们因病而成为自己、其亲属以及社区的负担。作为社会成员,他们毫无价值可言,因而他们必须被严格清除出所在的社会。正是这样的时刻——我们有生命价值的同胞献出鲜血与生命的惨重的日子——让我们懂得:不应该为了不再相关的医疗保健这一高尚原则,用活尸来填满医疗机构。对我来说,不可想象的是,那些优秀的年轻人,他们的青春之花才刚刚绽放就凋谢在前线,而这些不可救药的、不负责任的反社会者却住在我们的医疗机构里,安然无恙。

1951年,在战后的审判中,他被指控谋杀儿童(纳粹"安乐死"计划的一部分)。他告诉法官:"对我来说,'volkische'这个词意味着民族的,而'Aryan'(雅利安人)则意味着德国人必须统治世界。只有具有德国血统的人才可称之为雅利安人。"

参考文献

1. Henry Friedlander, *The Origins of Nazi Genocide. From Euthanasia to the Final Solution* (The University of North Carolina Press, 1995).

2. Michael S. Bryant, *Confronting the "Good Death". Nazi Euthanasia on Trial, 1945–1953* (University Press of Colorado, 2005).

背　景

随着19世纪末查尔斯·达尔文生物进化论的提出,一些科学家开始将人类不平等的理论作为科学事实进行传播。这些信奉进化论的科学家得出结论:人与人之间的差异具有遗传性,是不可改变的。"优生学"一词最早由英国科学家弗朗西斯·高尔顿于1881年创造,意指"通过改进繁衍方式来改良人种的科学"。优生学家认为,正如色盲等人类性状的遗传受孟德尔定律(Mendelian laws)支配一样,社会性状的传承也由这一定律决定。

20世纪初,国家政策制定者开始采用优生理论,他们为阻止"社会退化"(social degeneration)而奔走游说。他们视精神残障者为社会负担。许多西方国家纷纷建立优生学会与研究中心。美国便是这场运动的早期领导者之一。

1824年,美国人通过了《移民法案》(Immigration Act),这是一部以优生为基础的法律,允许某些移民(来自西北欧与英国的移民)入境,拒绝接受来自东南欧、中东与亚洲的移民。优生学家提出的解决社会问题的另一个办法是绝育。1907年,印第安纳州成为美国历史上第一个颁布绝育法的州;至1935年,在美国,基于优生动机而被实施绝育手术者已有2万多人。其他国家也有类似的计划,例如,在同一时期,瑞典也实施了近似数量的绝育手术。

在德国,优生学被称为"种族卫生学"(Racial Hygiene)。德国在第一次世界大战中战败后,其科学家与政策制定者越来越多地将优生学与民族主义以及社会上盛行的"国民健康"联系起来。于是,许多研究中心得以成立,致力于探究种族卫生领域的问题。1920年,德国出版了一本颇受争议的书——《准许毁灭不值得活下去的生命》,该书由律师卡尔·宾丁与精神病学家阿尔弗雷德·霍切合著。这本书提出了这样一个问题:一个面临严重紧急情况的国家是否真的有能力维持他们所说的"不值得活下去的生命"。作者认为:社会应该消灭"不可救药的白痴"以及绝症患者与危重伤员;个人应该有权选择通过无痛医疗程序自行死亡;提供无痛医疗服务的医生不应该被追诉。这本书在德国引起了相当大的轰动,特别是在精神病医生中。该书提出的理论与纳粹党的民族主义政策如出一辙，因而立刻被纳粹党采纳并推行。

随着纳粹于1933年在德国掌权，优生种族卫生政策就被纳入其政治卫生与社会政策中。这些策略最初适用于那些被视为国家负担、"不值得活下去"的残疾人（身体畸形与精神失常者）群体，之后，这些政策适用于那些异族人（主要是犹太人与吉卜赛人）。这些屠杀计划（包括"安乐死"计划以及"最终解决方案"）建立在种族排他性与优生种族理论的基础上，而医学界在其中起着至关重要的作用。

参考文献

Henry Friedlander, *The Origins of Nazi Genocide. From Euthanasia to the Final Solution* (The University of North Carolina Press, 1995).

问　题

当今的医学中存在优生学吗？

如果存在，我们该如何处理？

讨　论

优生学来自希腊语 eugenes［eu（好）和 genos（出生）］，这个词意指通过生育健康的后代来改善种族。优生学是对所有改善人类先天素质的影响因素——特别是遗传因素——进行研究的科学。优生计划是一种公共政策安排，旨在对整个人群的基因频率产生影响。消极优生学旨在通过系统性努力，尽量减少有害基因的传播。积极优生学旨在通过系统性努力，最大限度地传播被认为是理想的基因。

过去，正如纳粹德国、美国和其他国家，在制定优生政策时突出种族特征，既有消极优生政策，也有积极优生政策。功利主义是纳粹优生政策的理论基础，整个纳粹社会，尤其是纳粹医生，并不认为人的生命在任何情况下都应该得到尊重。相反，他们的信念是，只有对社会有价值的人的生命，才应该受到尊重。今天，这种功利主义的论调仍时有显现。当下，随着医疗费用的增加，以及第三方运营商财务压力的增加，已经有人建议尽量减少对疾病谱两端——罹患先天性畸形或遗传性疾病的新生儿、老年人或慢性病患者——的医疗服务。对于这些疾病，时常面临的问题是，对末期病人的生命进行评估，并决定是否对其采用生命复苏术。

人类基因组计划开辟了新的研究领域。医生可以利用人类基因组知识诊断潜在的疾病，并对病人实施个性化药物治疗，其对临床治疗大有裨益。如今，基因咨询已成为现代医学不可或缺的一部分。通常，基于遗传学的医学决策具有成本－效益或功利主义依据。

对于现在的医生来说，要想如实客观地反映所采取的医疗行动与做法是较为困难的，特别是科技的快速发展及其在基因咨询与临床照护中的应用可能对我们的病人有害时，更是如此。

在过去，正如上文所述，我们已经看到，无害的医疗实践或公共政策被扭曲为消极优生学手段而推广使用，由此侵害了数百万人的权利与隐私。现在，一些公认的医疗实践（如产前诊断与筛查）仍被一些人作为消极优生学的手段，并且关于这些问题的激烈辩论还在继续。

医生拥有对病人的生活质量进行现实评估的知识和技能。然而，对一个人生命质量的最终评估，无论是产前诊断，还是对老年性疾病或绝症的诊断，都只能由患者个人作出。如果患者无法作出决定，或之前未就可能出现的结果作出预嘱，则应由家属或代理人进行评估，并在医生要求时提供意见。

1.2 优生绝育

案例研究

多萝西娅·巴克（Dorothea Buck）1917年出生于德国。1936年，19岁的她入住位于伯特利（Bethel）的博德尔施温希（Von Bodelschwingsche）精神病院，被诊断患有精神分裂症。在这家精神病院，她在不知情的情况下被实施了绝育手术。护士告知她对其实施的是阑尾切除术，但后来，她从一位女病人那里得知，给她做的是绝育手术。

此后，直至1959年，多萝西娅的精神病发作过四次并住院治疗。最终，她康复了，成为一名雕刻家。1961年，她从"阿道夫·艾希曼审判"（Adolf Eichmann Trial）中得知有关绝育与安乐死的计划，于是开始研究纳粹德国绝育与安乐死的历史。多萝西娅的余生都在教授、讲演、撰写有关纳粹在精神病院里所犯下的罪行，她对强迫绝育与安乐死以及各种精神病的治疗手段都持严厉批评态度。

参考文献

Dorothea Buck, "70 Years of Coercion in German Psychiatric Institutions, Experienced and Witnessed". Key note speech, 7 June 2007, Congress "Coercive Treatment in Psychiatry: A Comprehensive Review", World Psychiatric Organization, Dresden, Germany. http://www.bpe-online.de/english/dortheabuck.htm.

背　景

在国家社会主义者上台之前，绝育手术在德国是非法的。魏玛共和国的最后几年，经济萧条、政治动荡，此时，在遗传学家、经济学家、政治决策者以及医学专业人士中,"优生绝育"甚嚣尘上,成为一股流行思潮。

1933年,在希特勒上台几个月后,纳粹就通过了《遗传病后代预防法》(也称《绝育法》),允许针对具有"优生指征"的人士进行强制绝育。医学界不仅支持纳粹的政策,而且在这场运动的实际执行中担任领导角色。许多医生认为,这是一次机会,借此可以根除那些具有"生物学上劣等遗传特性"的人,并"净化德国种族遗传库",从而对德意志民族的"复兴"产生影响。根据这部法律,如果优生健康法庭(Eugenic Health Court)认为一个人患有以下几种"基因"疾病中的任何一种——先天性弱智、精神分裂症、躁狂抑郁症、遗传性癫痫、亨廷顿舞蹈症、遗传性失明或耳聋、严重酗酒倾向——他或她可能会被非自愿绝育。医生们被要求接受"基因病理学"的培训,而且纳粹还创立了一个专门的医学杂志,以帮助医生确定何人应接受绝育以及应采用何种绝育方法。1934年,纳粹医学期刊 *Der Erbarzt* 作为德国著名期刊 *Deutsches Arzeblatt* 的增刊而被创立。这个增刊为讨论纳粹绝育计划的方法、标准与理由提供了平台。

《绝育法》于1934年1月1日生效,该法规定了非常具体的法律与医疗程序:医生受命在未经患者许可的情况下,将其所知的每一个遗传病病例登记、上报到专门的遗传法庭(special genetic courts)。遗传法庭由三名成员组成:一名治安法官、一名代表官方的医生和一名具有优生学知识的医生。1934年至1939年,遗传法庭下令实施绝育手术约37.5万次,其中37%是自愿手术,39%是违背病人本人意愿的非自愿手术,24%是未经病人监护人同意的非自愿手术。1939年9月,第二次世界大战的爆发,使得遗传法庭的发展速度有所减缓。尽管如此,到1944年年底,德意志帝国已有近40万人被绝育。同时期,包括美国、瑞典、瑞士、挪威等在内的许多国家也存在类似的绝育计划,这些计划为德国绝育法提供了范本。在美国,第一部强制绝育法由印第安纳州于1907年颁布,之后有29个州制定了允许强制绝育的法律。截至1930年,有1.5万名美国男女被绝育。后纳粹援引美国的例子为其绝育计划辩护。

在许多国家,这些法律一直持续实施至20世纪70年代。时至今日,强制绝育仍在一些国家被实施。在美国,北卡罗来纳州近期的法律裁决代表了这一类原告——他们在自己的意愿被违背且未经其知情同意的情况下被绝育——的利益,这类病人有望要求州政府支付赔偿金。

参考文献

Robert N. Proctor, *Racial Hygiene. Medicine Under the Nazis* (Harvard University Press, 1988).

问　题

强迫病人接受绝育手术合乎伦理吗?

讨　论

毫无疑问,非自愿绝育是对个人生育自主权与基本人权的公然侵犯。对精神病人或其他智力障碍患者来说,则尤为如此。至于父母与监护人对于精神残障的被监护人的权利范围有多大,人们可能会有疑虑。在考虑精神残障者的生殖健康时,谁对其医疗权利负责?医生是否有责任决定谁将受益于一项手术(而这项手术在未来的计划生育中具有不可逆转性)?

纳粹的强制绝育计划侵犯了病人的自我决定权、人格尊严、隐私权与自主权,也违反了任何医疗程序的实施都要获得当事人知情同意的原则。此外,还侵犯了患者在计划生育和生殖健康方面的决策权或代理权。

绝育手术是一种会产生永久性影响的、改变人生的、侵入性的手术。可能在某些情况下，当患者和/或其监护人充分了解手术的性质与后果时，绝育有其价值所在。2011年9月，世界医学会以及国际卫生和人权组织联合会（IFHHRO）一致谴责强迫绝育的做法，认为这是一种严重损害患者身心健康并侵犯患者人权的暴力形式。他们强调：在所有可选择的避孕方法中，自愿绝育仅仅是众多节育方式中的一种；对于每个人来说，都应该能够获得有效的、可及的与负担得起的节育方式，一旦作出明智的选择，绝育的障碍就应该降到最低限度。

虽然在某些情况下，绝育可能具有伦理与医学上的适当性，但决策应以病人的最大利益为基础，而不是以社会或其他有关方面的利益为基础。

2. 种族主义与纳粹医学

2.1 种族成为医学诊断的标准

> 案例研究

在索尔·弗里德兰德（Saul Friedlander）的书中，他讨论了1939年一个名叫M小姐的德国妇女的案件。她希望嫁给一名公务员，并希望通过遗传学检查而对其本人的雅利安血统放心，因为她祖母的名字戈德曼（一个常见的犹太姓氏）可能已经引起了一些人对她身份的质疑。她的婚前"遗传学"检查是在柏林凯撒威廉人类学、人类遗传学与优生学研究所的遗传学系（Genetics Department of the Kaiser Wilhelm Institute for Anthropology, Human Genetics and Eugenics）进行的，知名医生与遗传学家奥特马尔·冯·弗斯丘尔（Otmar von Verschuer）教授是这个系的负责人。

冯·弗斯丘尔博士所在团队的专家们试图解决的问题之一是："能否以一般公众对M小姐的精神态度、外在表现或外貌的认知将其归为非雅利安人？"他们对M小姐亲属的照片和她的身体特征进行了"遗传学"检查，结果令人满意：医学报告排除了其具有任何犹太人血统的迹象。尽管M小姐长着一个"狭窄、高耸且突出的鼻子"，但检查报告的结论认为，她的鼻子遗传自她的父亲，而非她的祖母。于是，M 小姐被宣布为雅利安人。

参考文献

Saul Friedlander, *Nazi Germany and the Jews. Volume* 1. *The Years of Persecution, 1933– 1939*（Harper Perennial Publisher, 1998）.

背　景

第一次世界大战战败后，德国许多种族卫生学家与科学家指责犹太人和共产主义者是德国战败与诸多社会弊端的罪魁祸首。阿道夫·希特勒深受德国种族卫生学家的影响，并将他们的种族观念融入他的著作《我的奋斗》中。希特勒的上台促成德国政治家、科学家与政策制定者在德国社会推行其种族观点的状况。虽然希特勒是这些行动的促成者，但医生与科学家们发挥了首要的、关键的作用。

生物学意象在纳粹社会政策中发挥了重要作用：犹太人和吉卜赛人被视为病患，威胁国家"健康"的"细菌"、"脓肿"或"寄生虫"。纳粹医学年鉴在文章中使用种族主义隐喻，把犹太人和吉卜赛人等同于病患。国家还在社会各阶层散布这些种族主义隐喻，并在成人与儿童教育中——从小学直至大学——采用这些隐喻。

随着希特勒的掌权，德国医学协会将反犹太主义纳入其学说，强化犹太人患有特定疾病的观念，并向具有犹太人与非犹太血统的人发出警告。德国人类学家与遗传学家试图发展种族识别技术，以确定个人的种族特征。

德国著名的公共卫生杂志发表了关于如何确定种族归属的详细报告。医生认定犹太人不讲卫生，患精神疾病与同性恋的概率极高。此外，吉卜赛人被认定为"以自我为中心"的种族，他们削弱了雅利安种族的纯洁性，并导致社会退化。

1935年秋天，希特勒签署了一系列被称为纽伦堡法案的三项法律，以"清除"德国人口中不需要的人种，从而进一步"净化"德国人种。该系列法案包括：

1.《德意志公民法》（Reich Citizenship Law），区分居民和公民，具有纯雅利安血统者是公民。

2.《血统保护法》（Blood Protection Law），禁止犹太人与雅利安人结婚及发生性关系。

3.《德国人民遗传健康保护法》（Law for the Protection of the Genetic Health of the German People），要求夫妻在婚前接受医学（遗传学）检查，以确定未来夫妻双方及其后代的遗传健康状况。此外，该法还禁止患有性病、弱智、癫痫或1933年《绝育法》所规定的任何其他"遗传性缺陷"的人结婚。那些被认为患有遗传病的人可以与其他患有遗传病的人结婚，但必须实施绝育手术以确保他们不会生育后代。

纽伦堡法案与《绝育法》扩大了德国医疗服务的权力与责任。成千上万的医生（包括种族卫生学家）受雇提供婚姻咨询服务，这成为德国公共卫生的一个组成部分。这项服务创造了新的就业机会，因此，尽管德国犹太医生被排除在外，但在这些年医务人员的总数实际上有所增加。

纽伦堡法案主要由医生来执行，其在德国医学界看来是一项公共卫生措施。该法案不仅仅被看作反犹措施，还被当作健康法案。德国医学类期刊对这些法案表示赞许，并刊发论文来协助德国医生执行种族法案与政策。德国主要的卫生官员把预防人类遗传病以及防止与消除异族通婚视为负责任的公共卫生政策的一部分。在当时的德国医学文献中，没有反对纽伦堡法案的记录。

随着希特勒权力的扩张，医学界与纳粹党一拍即合，毫不隐讳地支持反犹太主义与种族主义，医生成为制定与实施纳粹世界观政策的领导者。医学界与纳粹党的联手，绘制了一幅生物医学图景。这幅图景由三个相互关联的图像组成：①犹太人和吉卜赛人是"疾病"，需要从政治机体中清除；②德国人民是"病人"；③国家社会主义是"医生"，阿道夫·希特勒则被指定为"新兴雅利安民族的伟大医生"。

第二次世界大战期间，纳粹医学被用作对反犹太主义与种族主义进行辩护的工具。德国医学会的官方刊物在战争年代开辟了一个名为"解决犹太人问题"的定期专栏。随着德国在1939年9月占领波兰，犹太人是"疾病携带者"成为对整个东欧犹太人进行隔离的理由。以隔离为名义，犹太人被有计划地转移到犹太人聚居区。由于聚居区的条件非常差，的确发生了传染病流行。随后，德国医学期刊即援引犹太人聚居区有关斑疹伤寒等传染病的统计数据，进一步诋毁犹太人是一个病态的"种族"。同样，吉卜赛人也被围捕并关押在聚居区或集中营，这也导致了传染病的高发。后来，这些传染病成为在整个德国以及被德国占领的其他欧洲地区系统地消灭（谋杀）犹太人与吉卜赛人的正当化理由。

参考文献

1. Michael H. Kater, *Doctors Under Hitler* (The University of North Carolina Press, 1989).

2. Robert N. Proctor, *Racial Hygiene. Medicine Under the Nazis* (Harvard University Press, 1988).

问题

我们如何防止种族问题影响医疗决策？

讨论

"种族"一词含义复杂，定义不一。一些医学研究者认为，种族研究对积累血统知识至关重要，对临床与生物医学研究也必不可少。虽然有人担心可能会发生滥用种族和遗传信息的情况，但这些研究人员认为，对个人种族或族裔关系的研究将继续为流行病学研究以及临床和药物研究提供有价值的信息。与此形成对比的是，有一些研究人员坚持认为，种族与族裔的定义不健全，这使其成为环境、遗传等多种致病因素（包括祖先的地理来源、社会经济地位、教育情况以及获得医疗保健的情况）的"替罪羊"。

虽然医学誓言与伦理规范因国家而异（有时甚至在同一国家内也可能有所不同），但它们仍存在诸多共同特点，如医学伦理规范要求医生、护士及其他医疗保健提供者不得基于种族、民族、宗教信仰、阶层或性取向而对病人区别对待。然而，尽管有这些伦理规范，医学中仍然存在着令人困扰的种族主义问题，这成为歧视、偏见、边缘化，甚至压迫现象产生的原因。例如在美国，有文献记载，黑人、西班牙裔人和美洲原住民所获得的医疗质量往往低于白人。这种差距通常是收入较低、保险覆盖面不足和少数族裔地区缺乏医生所造成的。所有这些因素都可能导致与白人相比，罹患重病的少数族裔的死亡率更高、幸存率更低。此外，少数族裔往往得不到更先进的治疗，而更有可能接受不太理想的治疗，因此他们的生命质量受到损害。

尽管目前对种族与人类遗传学的看法呈对立状态，但大多数研究人员与临床医生都有一个共同的承诺：为改善个体与群体的医疗保健水平，寻求对人类基因组方面更多的认知与更深入的了解。同时，也有许多人对基因研究中存在的潜在危险、误解与滥用深表关切。

历史上，如上文所述，在所谓的"种族"科学方面发生过许多滥用的事例。此外，人类也有着长久的种族主义历史，对少数民族的虐待、征服与奴役可谓由来已久。在纳粹德国，医学界"以健康与科学之名"滥用遗传医学知识，组织并参与谋杀计划。这种建基于种族无知、误解与偏见之上的伪科学，在很大程度上造成了部分人口（尤其是犹太人）的消亡。

加强对种族认知与文化理解的教育是医学界能够更好地防范种族主义危险的一种方式。种族教育应该包括种族主义、遗传学与关于"种族"的科学研究之间的关系的课程。

最后，在漫长且仍在延续的人类故事中，我们不应忘记在医学中遗传学与种族知识曾被滥用的历史，而要让所有的医学生都知晓这些历史。应该将这样的教训注入我们的心灵、思想与良知中，如此才能避免其再次发生。此外，信息学课程与批判性反思话语也将有助于澄清遗传/种族信息被滥用的问题，并且是解决这一问题的最佳途径。

2.2　纳粹医学界的种族主义

案例研究 1

医学生

1935年，摩西·普赖韦斯（Moshe Prywes）是华沙大学医学院（Warsaw University Medical School）的一名犹太学生。华沙大学学术委员会采用了特别的"反犹太法"，将犹太学生与非犹太学生进行隔离。在教室里，他们专门为非犹太学生保留了独立的长椅。礼堂也被划分为两个区域，非犹太人在右边区域，犹太人在左边区域。这就是大家所说的"长凳区"（bench ghetto）。此外，以前交给教授的试卷无须注明学生的宗教信仰，而当时的试卷则根据学生的宗教信仰被强制加盖印章。这一政策也在整个帝国的其他大学里被普遍施行。为抵制反犹太主义，普赖韦斯作为华沙大学犹太医学生协会的负责人,召开了一系列紧急会议,讨论有关政策,并组织应对行动。犹太学生经过长时间的辩论,达成如下一致意见:他们拒绝就座在为他们留出的座位;相反,他们决定在两排座位之间的台阶上站成一排,靠在前面学生的肩膀上做笔记。摩西·普赖韦斯在《希望的囚徒》(*Prisoner of Hope*)一书中写道:

> 从 1935 年开始直到战争爆发,在一节又一节的课上,日复一日,年复一年,犹太学生就是这样求学的。很快,这种做法在波兰各地大学的所有犹太学生中传播开来并得到普及。几乎可以肯定的是,像在波兰这样的犹太学生"站立"求学的场景,以前不会有,将来也不会有。

参考文献

Moshe Prywes, *Prisoner of Hope* (Brandeis University Press, 1996).

案例研究 2

医　生

露西·阿德尔斯伯格(Lucie Adelsberger)博士曾是一名德国犹太儿科医生,并曾在柏林罗伯特·科赫研究所(Robert Koch Institute in Berlin)从事免疫学研究。她在 1924 年至 1933 年发表了至少 15 篇论文,是德国妇女医学会的创始成员。1933 年 3 月,纳粹掌权 2 个月后,阿德尔斯伯格博士与该研究所的其他 18 名犹太科学家被解雇。她只能进行私人执业,而且不被允许称为"医生",因此,她成了一名"服务员"。阿德尔斯伯格医生还不被允许参加国家医疗保险计划,而且在 1938 年,她不能再给非犹太病人治病。1943 年,她被驱逐到奥斯威辛(Auschwitz)集中营。

参考文献

Lucie Adelsberger, *Auschwitz. A Doctor's Story* (Northeastern University Press, 1995).

背 景

1933年3月，国家社会主义者控制了德国政府，新政权立即颁布了反犹法令。德国医学界遵照纳粹的规定，采取重大的组织措施，以支持政治上的反犹政策。当时，在德国13%—17%的内科医生是犹太人，在柏林则达到50%—60%。在纳粹政府成立后的仅仅几周内，德国各大城市医院里的犹太医生便被解雇。

1933年4月，德国通过《公务员法》（Civil Service Law）。这项法律禁止犹太人与共产主义者在政府部门（包括医疗服务部门）任职，专业医疗机构与医疗保险公司也解雇了犹太医生。纳粹还敦促各级政府、社会群体与工作场所将犹太医生替换为非犹太医生。到1933年年底，德国颁布了一系列法律与行政法规，禁止犹太医生给非犹太病人施治，禁止犹太医生与非犹太医生进行专业交流，禁止犹太人获得医学学位。到1934年，有31%的犹太医生被清除出医疗行业。

1935年颁布的纽伦堡法案在法律上定义了犹太人，在实际效果上剥夺了德国犹太人的公民权利。这些法律禁止犹太人在德国社会的大多数行业就业，并对从事医疗职业的犹太人造成了严重后果。1935年12月的《帝国医师条例》（Reich Physicians' Ordinance of December 1935）规定，不再向犹太医生颁发新的医师执照。

1936年，大多数医学院禁止犹太学生对雅利安妇女进行妇科检查,并由负责犹太妇科实习生的医院主管实施这些限制措施。许多犹太医生在德国再也无法行医,他们只得逃离这个国家。犹太人被驱逐出大学和其他单位,使得德国的医学院、研究所与诊所出现大量的职位空缺。但这些空缺职位很快就被本地在家待业的年轻非犹太德国医生填补。

1938年,纳粹时期最后一项有关犹太医生的立法获得通过,这项法律是对德国犹太医学界的最后一击。帝国医师协会取消了犹太医生的执业资格,犹太医生不再被视为医学界的成员,他们只被允许在得到特别许可的情况下给犹太同胞施治。犹太医生的"医生"头衔被取消,曾经的犹太医生被取消行医资格,此后,他们只能被称为"护工"。

据估计,至少有25%的德国犹太医生死于大屠杀,还有5%的德国犹太医生死于自杀。

参考文献

1. Michael H. Kater, *Doctors Under Hitler* (The University of North Carolina Press, 1989).

2. Saul Friedlander, *Nazi Germany and the Jews. Volume I. The years of Persecution, 1933–1939* (Harper Perennial, 1998).

问 题

我们如何防止医疗专业人员中的种族偏见?

讨 论

我们中的大多数人越来越多地生活并工作在多元文化社会中,无论是我们治疗的病人,还是与我们一起学习与工作的同事,都是如此。虽然医生们应该确信他们的职业发展将完全取决于自身能力,但在许多地方有证据表明,种族身份对个人进步构成障碍。机会不平等问题,对每一个卫生保健系统与每一位医务人员来说，都应该被认真对待。

基于种族、性别、残疾的歧视是不能被接受的，歧视会导致动力不足、沮丧、信心下降。在许多国家，医疗系统中确实存在种族歧视，少数民族医生经常遭受歧视。例如：有研究表明，少数民族医生作为一个群体，其服务条件与职业发展机会比其他医生差。研究还表明，少数族群在被医学院录取方面也受到歧视。世界各地的某些医学协会阻止来自不同文化群体的医生成为这些协会的成员。

美国医学会医学伦理守则（the American Medical Association Code of Medical Ethics）规定，任何职业努力都不应基于种族、肤色、民族归属或民族血统而被否认。美国医学会（the American Medical Association，AMA）鼓励个人，一旦发现医疗系统存在种族或民族歧视嫌疑，就向地方医学会举报。

医学界应在消除种族主义方面发挥领导作用，并要求确立公开透明的、仅以个人能力为基础的人才甄选程序。全社会必须营造一种尊重与公平的文化氛围，让所有人都能感受到自己受到重视，并确信仅以个人能力来接受评价。

对付种族主义的方法之一，是在医学院的课程中引入对文化多样性与种族偏见的讨论（如上述案例）。

3. 纳粹统治下的医学教育

案例研究

2010 年，特蕾莎·M. 杜洛博士（Dr. Theresa M. Duello）在威斯康星大学麦迪逊分校图书馆进行研究时，发现了 6 篇写于 1937 年至 1940 年的德国医科学生的论文。这些博士论文（为申请医学学位而撰写）详细介绍了德国医院的医生对数百名妇女进行绝育手术的前五年的医疗经验。学生们的研究由实施绝育手术的医生与负责人批准和指导。

其中一篇论文由来自维尔茨堡的埃里希·巴赫（Erich Bacher）写于 1940 年，该文对普福尔茨海姆市医院妇科诊所的 210 名绝育妇女的情况进行了分析。巴赫在引言中写道：

> 至关重要的是，要迅速遏制因依法采取（绝育）措施而引发的公众不安，并在我国人民的心中牢固树立遗传健康的观念。

巴赫还讨论了绝育病人对手术的反对意见，以及绝育病人与其他病人同住一间病房的问题。他描述了两个妇女被绝育的案例：

> 在一个父亲酗酒、母亲智力低下的家庭里，七个孩子中有五个必须由相应机构来照护（因为其中三个孩子的智商很低，两个孩子患有白痴），一个女儿结婚了，

最小的女儿在学校的成绩属于中上等并多次获奖。整个家庭已经花费了政府 5 万多马克的费用……在另一个例子中，公共福利要照护四个非婚生的孩子，他们的父亲是四个不同的人，孩子们也是弱智。这个家庭的旁系亲属中有许多精神衰弱、弱智与精神疾病的病例。由于家庭条件不好，六个孩子不得不从弱智的母亲身边被带走，交由地方当局照护。其中，有四个孩子已经被证明是弱智，两个女孩儿已经被实施了绝育手术。这位母亲所期望的第七个孩子，因遗传健康法院的干预，再也没有来到世间。

另一位名叫斯托奇（Storch）的学生查阅了斯皮尔市医院开展的190例绝育手术，他写道：

> 作为医生，我们有义务依法为受影响的人提供最好的照护。当下最重要的职责是保护生命……只有子孙后代才能判断这项法律所带来的确切后果；然而，我们现在的任务仍然是，使用尽可能可靠的方法，将行动的风险降至最低。

这6篇论文包含的资料极为详尽，对各种外科手术过程以及手术并发症进行了细致的描述，但是未对决定手术正当性所应具备的条件的有效性进行讨论。这些论文声称《绝育法》对于改善德国人口素质大有裨益，并认为第三帝国的优生政策为国家作出了积极贡献。

参考文献

Theresa M. Duello, "Misconceptions of 'Race' as a Biological Category: Then and Now", in Sheldon Rubenfeld ed., *Medicine after the Holocaust. From the Master Race to the Human Genome and Beyond*

(Palgrave MacMillan, 2010).

背 景

教育改革是纳粹医疗政策的重要组成部分。早在 1922 年，种族卫生学会（the Society for Racial Hygiene）就要求将种族卫生作为德国医学课程的必修课。种族卫生也被纳入国家医学考试，成为毕业的基本要求。种族卫生课程包括血型研究、人类学测量、双胞胎研究、遗传学、犯罪生物学、种族法与战争医学等。为了给纳粹政权培养更多的医生，医学院系不太重视基础研究，修改了经典课程，并缩短了医学学制。

医学生被教导，这些课程对他们的专业教育来说是必不可少的，而专业教育旨在将其培养成能够胜任"婚姻顾问与基因结构的守护人"的专业人士。医学生还被告知，他们将被训练成"生物兵"，训练涉及军事与准军事教育，以期为国家军事化意识形态权威服务。学生们所撰写的论文涉及各种各样的种族医学项目。种族培训也被纳入医生的研究生课程，重点是运动医学、有机医学与战争医学方面的课程。

参考文献

1. Michael H. Kater, *Doctors under Hitler* (University of North Carolina Press, 1989).

2. Robert J. Lifton, *The Nazi Doctors: Medical Killing and the Psychology of Genocide* (Basic Books, 1986).

问 题

医学教育是否应该受到政治或其他社会政策的影响？

讨 论

20 世纪初，德国医学教育被认为是世界上较发达的医学教育之一。1910 年，亚伯拉罕·弗雷克斯纳（Abraham Flexner）

第一部分　纳粹医生的历史背景

在了解了德国的医学教育方法之后，发表了一份报告，后该报告被称为"弗雷克斯纳报告"（Flexner Report），它改变了美国医学教育的性质与进程。该报告将科学知识及其进步视为现代医生的核心精神。这份报告成为全世界医学院教育的基础。因此，事实上，当今大多数国家的医学教育都建立在德国医学教育基础之上。

但在纳粹时期，医学教育发生了巨大的变化。纳粹德国时期的医学教育指南与医学生都受到当时该国政治气氛的极大影响。医学院的学生所接受的教导是：意识形态化的种族纳粹政策是可以被医学与科学所接受的。学生们被期望培养成纳粹政治与种族纲领——这些纲领被宣扬为是好的"科学"——的支持者。

在这种高度结构化、压力重重的政治背景下，整个社会强调服从，强调对纳粹领导人政治纲领的遵从与效忠。社会也期望医学生确立这样的信念。

在这种政治气氛下，《绝育法》被证明具有科学性与政治正确性。人们认为，它是一种让德国摆脱未来任何"不受欢迎的人"或那些被认为是国家负担的个人的方法。人们坚信，国家的"健康"优先于个人的照护与治疗。

有关这些种族法的伦理问题没有得到考虑。相反，它们的呈现方式只是用以证明和支持纳粹的世界观。这可以被视为一种政治洗脑。但这样的洗脑应该成为医学教育的一部分吗？难道批判性与反思性思维不是发展一个健全的、创造性的与伦理性的医学教育的基本前提之一吗？

医学教育的目标是什么？仅仅依靠科学知识就足以培养出好医生吗？我们应该教学生成为为科学服务的技师型医生，还是成为能够利用他们的科学知识为病人服务的医生？医学生（与医生）应该成为社会或政治政策的支持者吗？

医学教育的目标具有多维性，医学教育的过程应该具有终身性——是一个始于医学院终于退休的连续不断的学习过程。医学教育除教导学生运用科学知识来预防、减轻与治疗疾病外，还应培养学生思考与行动的伦理标准以及批判性思维。

医学教育应充分利用医生所掌握的工具的价值和力量，以确保改善人类健康与增进社会福祉。学生应对健康有全面的理解，即自然环境的、社会的、行为的、物理的、经济的与政治的因素都会对患者的健康与福祉产生重要影响。学生还应当明白，在社会上，医生拥有权力与威望，以成为改善病人福祉的有影响力的倡导者。在某些情况下，这可以被视为政治主张，但应始终以患者或公众的福祉或健康为目标。

4. 纳粹时期的医学出版

案例研究

纳粹德国时期，发行范围最广、发行量最大的最受欢迎的医学杂志是《人民健康观察》（Die Volksgesundheitswach），其发行量超过 10 万册。帝国的所有诊所与医院的病人候诊室里都摆放着这本杂志。神经学家、德国国立社会主义医学会领导人、德国符腾堡州卫生部部长尤根·斯特勒博士（Dr. Eugen Stähle）在 1934 年写了一篇题为《血液与种族：新的研究成果》的文章，该文重点论述了利用人的血液作为手段与工具在鉴别种族方面的重要价值：

> 在描述各种种族时，我们不能仅仅停留于对体形的表述……我们必须更进一步，去探索身体内部器官中存在的同样重要的差异，而这些差异可能反映出种族间更深层的生理差异。

斯特勒博士还向读者发问道：

> ……想想这意味着什么，如果我们能在试管里识别出非雅利安人！那么无论是欺骗，还是洗礼、改名、公民身份，甚至鼻腔手术都无法帮助犹太人逃脱查验。因为，血液特征无法改变。

1939 年，斯特勒博士（获得一战勋章的退伍军人，也是一名纳粹党成员）协助建立了秘密的"安乐死"中心，该中心位于明森区一个隔离区的格拉芬尼克城堡里。这座城堡成为纳粹"T-4"计划中杀害智障人士的杀人中心。在不到两年的时间里，超过1万名儿童在格拉芬尼克城堡被谋杀。1943年，斯特勒博士被阿道夫·希特勒任命为医学教授。二战德国战败后，他因参与"安乐死"计划而被捕，1948年死于狱中。

参考文献

Robert N. Proctor, *Racial Hygiene*: *Medicine under the Nazis* (Harvard University Press, 1988).

背 景

在国家社会党掌权之前，德国医学是世界上较具活力与创造力的医学传统之一。德国医学出版社在其中发挥了至关重要的作用。1933年，阿道夫·希特勒就任德国总理后不久，德国医学界的领袖们将两个以前的主要医学期刊合并成一个新的单一出版物《德国医学杂志》（Deutsches Arzteblatt）。这个出版物成为德国医师议事会与德国健康保险医师协会的官方刊物。这次合并成为纳粹控制德国医学出版的转折点。从那时起，医学期刊被明确指令接受纳粹医学当局的审查，而纳粹医学当局主要由忠实的纳粹理论家组成。当时，各个层级的出版都实行政治审查制度。

这也标志着从德国医学界清除犹太人、共产主义者与社会主义者运动的开始。医学出版物的编辑与顾问只能由德国的雅利安人与支持纳粹观点的人士担任。《德国医学杂志》宣布，德国医学出版界将"清除非德国影响"，以使该行业回归"德国感觉"和"德国思维"。如同任何持有与纳粹医学政治观点相左的出版物的命运一样，具有悠久历史和卓越医学声誉的社会主义性质的医学期刊也被禁止发行。

从 1933 年起直至二战结束，医学出版界发表了不计其数的关于种族纯洁、种族卫生与种族卫生政策方面的文章。这是政府发起的旨在向医学界宣传与渗透纳粹的种族卫生与政治观点的运动的一部分。因此，出版的目标从提供科学有效的信息转向为国家政策提供支持与宣传。

稿件被接受出版是基于稿件作者对国家社会主义政策的支持，而不是研究质量。专门性期刊基于伪科学、亲雅利安与反犹太主义的理念，为学术界与普通民众而创立。德国医学出版界的首要主题是，向读者反复灌输"血统纯度"对雅利安人与德意志帝国的重要性。这些文章向人们发出警示：残疾人、先天性病患、犹太人、黑人与吉卜赛人所"携带"的"被污染的血液"具有危害性。这种"坏血"对国家的危害后来被用作卫生与种族清洗的政治与医学理由。

参考文献

1. Henry Friedlander, *The Origins of Nazi Genocide: From Euthanasia to the Final Solution* (University of North Carolina Press, 1995).

2. Michael H. Kater, *Doctors under Hitler* (University of North Carolina Press, 1989).

3. Robert N. Proctor, *Racial Hygiene: Medicine under the Nazis* (Harvard University Press, 1988).

问　题

医学出版界应适用什么样的道德规范？

讨　论

在纳粹时期之前，德国医学期刊被认为是世界上较有声望的医学刊物之一，在这些期刊上发表的研究成果被认为值得信赖。

但在纳粹控制了政治舞台与医疗媒体之后，这种情况发生了很大的变化。随着医学界与纳粹国家政治纲领之间出现利益冲突，医学出版的伦理规范受到侵犯，这一点确凿无疑。一旦医学领袖、学者与编辑被纳粹的政治纲领所吸引，那些对某些文章的科学有效性或内容表示关切的任何与之相抵触或反对它们的观点就都不会被刊发。这样的政策显然违反了伦理规范，不仅在医学出版界如此，在整个出版界都是如此。这是纳粹医学与纳粹政治之间不健康关系的又一例证。

出版伦理是科学有效研究的重要基础。重要的是，不仅要问是否公布了结果、结果是什么，还要问为何以及如何收集资料、解释与公布结果。当今学术研究中，利益冲突问题备受关注。利益冲突是指那些在以后被揭露时，会让一个理性的读者感到被误导或被欺骗的东西。这些冲突可能是个人的、商业的、意识形态的、政治的或学术的。当作者、审稿人或编辑的兴趣不完全显明，并可能对发表谁的文章、发表什么内容以及发表的时间、范围与方式产生影响时，利益冲突就会出现。

如今，医学研究成果在发表前应经过同行评审，这一点已被广泛接受。此外，出版界还应考虑到由任何利益冲突而产生的任何偏见（无论是潜在的还是实际的）。一般认为，编辑应该向读者披露他们自己的利益冲突，以及他们的团队、家庭成员、编辑委员会、经营者与所有者的利益冲突。

正如对研究伦理的兴趣促使设立机构审查委员会（Institutional Review Boards）以及要求研究提议获得伦理认可一样，对出版伦理的具体认识促使了若干机构的建立，这些机构寻求促进对伦理出版惯例的遵从。世界医学编辑协会（WAME）、国际出版伦理委员会（COPE）与国际医学期刊编辑委员会（ICMJE）是这些组织中的佼佼者，其著述标准已被广泛采用。

在出版中违反伦理规范与在研究中违反患者伦理规范并无区别。医学期刊应致力于增进医学知识，从而为人类健康服务，而不是为商业营销助一臂之力。此外，除非符合患者的最大利益，否则不应将其用作宣传政治意识形态与政策的工具。

5. 医生的双重忠诚：国家 vs. 个人

案例研究

汉斯·德乌施尔博士（Dr. Hans Deuschl）1891 年出生于慕尼黑附近的格拉芬（Grafing）。他在慕尼黑学医时，加入了学生联谊会。像他后来的朋友与恩人海因里希·希姆莱（Heinrich Himmler，后来成为党卫军领袖）一样，德乌施尔深受学生联谊会精神的影响。同时，德国在第一次世界大战中的挫败对他影响至深，而且他在巴伐利亚作为志愿军战士的经历也在他身上留下烙印。实际上，他很早就认同德国民族主义。

不仅作为一名医生，德乌施尔博士在其政治生涯中作为"民族主义集团"（Völkischer Block）的地方分支机构领导人也取得了进步，1924 年 12 月他成为格拉芬市长候选人。他于 1929 年 9 月加入国家社会主义医师联盟（National Socialist Physician's League，NSDAP），于 1931 年 6 月加入党卫军。作为党卫军的成员，他被海因里希·希姆莱指派开发和指挥党卫军的医疗服务。德乌施尔博士成为 NSDAP 杂志的主任，并发表了公开的政治声明：鼓励同行加入这个医师联盟并为国家服务。作为 NSDAP 的主席，他写道：

> 这个组织不仅是一个专业的医生组织，也是一个军事组织。其成员的首要身份是纳粹党人，然后才是医

生。他们代表整个国家，应当放下个人利益，并成为为整个德意志民族利益而奋斗终生的领导者。

德乌施尔博士也是 NSDAP 的负责人格哈德·瓦格纳（Gerhard Wagner）博士的密友。1935 年，德乌施尔被任命为位于 Alt-Rehse 的德国医学"领袖"学院的院长。

参考文献

1. Robert N. Proctor, *Racial Hygiene. Medicine under the Nazis* (Harvard University Press, 2002).

2. Michael H. Kater, *Doctors under Hitler* (The University of North Carolina Press, 1989).

3. Wilhelm Boes, Medical Doctorate Dissertation [German], *"On the person and the importance of the medical practitioner, Dr. Hans Deuschl (1891–1953), with special focus on his career in the period of National Socialism"*, http://www.diss.fu-berlin.de/diss/receive/FUDISS_thesis_000000018876?lang=en.

背　景

国家社会党于 1933 年在德国掌权后不久，德国各个医学协会被协调、统一成一个等级结构森严的组织——国家社会主义医师联盟，该机构隶属于纳粹党。在 NSDAP 成立之前，希特勒在其早期的一次演讲中宣布：

> 你们，你们这些国家社会主义医生，我不能没有你们，哪怕仅仅是一天、一个小时。如果不是为了你们，如果你们让我失望，那么一切都将失去意义。

为引起医生的注意，纳粹党的意识形态被加以粉饰。希特勒在《我的奋斗》中说：

> 任何人想要治愈这个时代内在的病态与没落，必须首先鼓起勇气，弄清病因。

纳粹政府利用生物学和科学的隐喻，将特定群体视为将会"感染"并削弱德国人民体质的传染病威胁。医生是德国国家健康的"守护者"，无论何时何地发生"传染性疾病"，他们都要对之加以积极预防与治疗。

格哈德·瓦格纳博士是该医疗组织的主要人物，他被公认为NSDAP的首领。瓦格纳坦言：

> 卫生保健将被卫生领导取代，治疗医学将被预防医学取代，个人卫生将被种族卫生取代。

在瓦格纳看来，医生将成为国家的医生，他们不再被要求成为他们的病人的医生。通过瓦格纳与其他纳粹医学及政治领袖的运作，医学界完全与国家社会主义政治哲学结盟。这一哲学建基于种族卫生优生原则之上，即"国家的健康"优先于个体病人的健康。

NSDAP的政治目标之一是训练德国医生认同纳粹党的信仰。一所德国医师领袖学院在梅克伦贝格（Mecklenberg）的Alt-Rehse地区得以建立，这所学校因凸显"德国医生的品格"而闻名。汉斯·德乌施尔博士是这所学院的第一任院长。

领袖学院的使命重在将医生训练成纳粹的"健康领袖"，以弥补传统医学训练的不足。该学院的所有授课都由纳粹高官进行。这所学院的组织结构类似于军事训练营，其开设了包括纳粹医疗与政治政策、公共卫生管理、整体医学等在内的课程。遗传与种族科学是授课的中心内容。学员遵循严格的军国主义训练与体力劳动制度。当时，官方医学期刊指出：

> 德国的新医生已经不仅仅是疾病的管理者，还是优

生保健的管理者以及德国人民的健康领袖。

到 1936 年年初，已有近千名医生在领袖学院受教。具备未来政治领导潜质的年轻医生成为学院关注的焦点。许多年轻的德国医生因纳粹党承诺"国家社会主义者将重振德国"而被该党吸引，有些人则认为纳粹将会提升医学专业的荣誉与尊严。此外，还有许多年轻医生与研究人员认为，加入纳粹党是获得优越的工作、更好的学术地位以及更有利可图的政治关系与经济回报的一种手段。

医生加入纳粹党的时间比任何其他专业团体都要早，人数也更多。到 1942 年，将近一半的德国医生都是纳粹党员，这一数目远远超过教师或律师等其他专业团体中纳粹党员的数目。

参考文献

1. Robert N. Proctor, *Racial Hygiene. Medicine under the Nazis* (Harvard University Press, 1988).

2. Michael H. Kater, *Doctors under Hitler* (The University of North Carolina Press, 1989).

问 题

医生的职责是什么？

医生首先对组织/政治党派负责，还是对病人负责？

有什么办法可以解决双重忠诚问题？

讨 论

现行的医学伦理国际准则要求医生对病人绝对忠诚。然而，在实践中，卫生专业人员往往除对病人负有义务外，还对其他各方负有义务。正是在互竞性的个人与职业义务的背景下，在维护病人利益的临床职责与维护第三方（明示的或暗含的、真实的或感知的）利益的责任之间，双重忠诚随之产生。

双重忠诚不可避免,在医疗专业人员的工作中司空见惯。这方面的一些例子可能涉及病人家属、警察或监狱当局、医疗机构(如医院或组织)、雇主、保险公司、公众、国家或军队。因此,双重忠诚的问题在许多情况下可能是显而易见的。在一切社会中,双重忠诚所造成的冲突可能会引发侵犯人权事件,即使在那些被认为是较为开放、较为自由的社会也是如此。然而,在缺乏言论与结社自由的社会,这些侵权行为可能较为严重和普遍,例如政府官员要求卫生专业人员协助镇压异见,纳粹德国就是例证。

或许,发生在军医与军护身上的双重忠诚困境是这方面最为极端的事例之一。他们发誓要保卫国家,有时却发现自己的行为有悖卫生伦理。

许多卫生专业组织和独立学者已经确立了处理双重忠诚冲突的伦理原则与指南。世界医学会就双重忠诚的伦理冲突发表了几项政策声明,要求医生首先要考虑对病人的忠诚。但医务人员认识到,在某些情况下,其他人的需要将胜过他们所照护的病人的需要。当这种情况发生时,医生必须采取一切适当的措施以减轻对病人的伤害。医生应该学会识别存在双重忠诚的情形,并知晓采用既存的伦理与专业指南以助其处理由此产生的困境。

6. 经济对医学的压力

案例研究

纳粹"安乐死"计划的经济依据

纳粹关于摧毁"不值得活下去的生命"的论点并不仅仅是"安乐死"的优生理由,它还基于一个经济上的理由,即某些类别的病人给国家造成了太大的经济负担,以至于无法为其提供照护。1934 年,纳粹医师联盟(the Nazi Physicians' League)的一名代表海利格博士(Dr. Heilig)在一家医学期刊《德意志联邦报》(*Deutsche Freiheit*)上发表了一篇文章。海利格认为:

> 必须向任何患有不治之症的人表明,从公共商店购买昂贵药物的无谓浪费是不合理的。目睹残疾或弱智儿童艰难生活的父母必须明白,尽管他们或许负有道德上的义务来照顾这个不幸的孩子,但广大公众不应负有这样的义务……即承担可能需要的长期照护所带来的巨大经济负担。

海利格博士还指出,"即将步入老年"的人接受矫形外科治疗或牙桥修复等服务是没有意义的,这类服务应该留给更健康的人。海利格的观点在纳粹医学界具有代表性。公众从广受欢迎的医学与种族卫生杂志那里得到的信息是:维持病人的生命是以牺牲健康人群的利益为代价换来的。

然而，这种有关照护残疾人、先天性病人与慢性病病人的经济论据并不仅仅为纳粹德国所提出，其他国家也有这种说法。1927年，美国联邦最高法院大法官奥利弗·温德尔·霍姆斯（Oliver Wendell Holmes）在"巴克诉贝尔"（Buck v Bell）一案中，代表多数意见方的8位法官，支持弗吉尼亚州一项关于绝育手术的法律（从中可以窥见后来纳粹关于国家因照护残疾人而承受的社会负担的一些论据的端倪）。霍姆斯法官写道：

> 我们不止一次地看到，公共福利可以号召优秀的公民为其生命利益服务。如果它不能号召那些已经削弱国家力量的人来做出这些较小的牺牲，那就太奇怪了……为了防止我们被无能所淹没。如果社会能阻止那些严重残障人士继续繁衍同类，而不是坐等处决因罪获刑的堕落后代，或者坐视他们因自身的低能而挨饿，这对全世界都是一件好事。坚持强制接种疫苗的原则很宽泛，足以覆盖输卵管切除事项。三代白痴就够了。

参考文献

1. Robert N. Proctor, *Racial Hygiene. Medicine Under The Nazis* (Harvard University Press, 2002).

2. Edwin Black, *War Against the Weak. Eugenics and America's Campaign to Create a Master Race* (Four Walls Eight Windows, 2003).

背 景

系统地绝育然后"消灭"（杀死）智障患者的观念在（第一次世界大战）战败后的德国得到更为广泛的接受。种族卫生学家声称，在饥饿无处不在的战争年代，维持"身心有缺陷者"的经济负担是一个主要问题。当时，德国精神病院有几乎一半的病人死于疾病或饥饿。

第一部分　纳粹医生的历史背景

1920 年，医学博士阿尔弗雷德·霍切和法学教授卡尔·宾丁合著出版《准许毁灭不值得活下去的生命》一书。作者认为，应将"允许杀人"的原则扩展运用到无法治愈的病人身上。他们声称精神病院的病人"不值得活下去"，并推论认为，对这些生命的"终结"不仅是可以被容忍的，而且是人道的，还应该合法化。他们赞成结束绝症患者的生命，并声称这些病人拥有无痛苦死亡权。他们还断言，生存权必须被赢得并获得正当性论证，而不是武断地被假定，且人的生命不仅取决于它对个人的价值，还取决于它对社会的价值（和/或负担）。

宾丁认为，这些病人给他们的亲属和社会带来了"极其沉重的负担"，"健康个体*的整个职业生涯被占据，宝贵的人力资源被完全侵占"。霍切声称："令人痛心的是，整整数代护士都在这样的空壳旁虚度时光，其中许多病人会活到 70 岁，甚至更老。"霍切不接受希波克拉底誓言关于"不伤害病人"（do no harm）的传统义务，并将其斥为"古代医生的誓言"。作者还支持通过立法保护对这些病人实施安乐死的医生。

霍切与宾丁的书引发了一场全国性辩论，即讨论医生在什么情况下结束病人的生命具有正当性。在 20 世纪 30 年代，精神病学家与其他种族卫生先行者认为，必须降低维持残疾人生存的费用。政策制定者与政界人士也利用这一经济理由为削减这类人群的预算辩护，由此导致精神病院残疾人的照护人员配备减少以及居住、饮食与医疗条件的恶化。德国在削减这方面预算的同时，也在调整经济结构，并加大军事投资。那些政策制定者将"削减"视为"储蓄"。削减措施被推行至全国各区域以及地方各层

---

* 指医务人员。——译者注

级，迫使地方重新调整优先事项，对德国各地的医院和残疾人公共福利产生负面影响。

一些德国医生公开反对这一经济优先性淘汰政策，并对其施行提出警告。1931 年，在慕尼黑召开的一次会议上，精神病学家奥斯瓦尔德·邦克（Oswald Bumke）教授说：

> 如果绝育可以防止精神疾病的发生，那么我们当然应该这么做。这样做不是为了给政府省钱，而是因为每一例精神疾病都意味着患者及其亲属的无限痛苦。但引入经济观点不仅不恰当，而且十分危险。因为，基于经济上的理由，认为那些处于病态的人应该被终止生命的观点极为荒谬。照此逻辑，我们不仅要处死精神病人与有变态人格的人，而且要处死所有的残疾人（包括残疾退伍军人）、所有不工作的老处女、所有子女已完成学业的寡妇以及所有靠自己的收入与养老金生活的老人。这肯定会节省很多钱，但我们不能这么做。

直到 1935 年，在纽伦堡举行的纳粹党代表大会上，相关人士才对摧毁所有"不值得活下去的生命"的具体计划进行讨论。该计划的主要倡导者是格哈德·瓦格纳博士，他是一位享有盛名的德国医生，也是国家社会主义医师联盟的主席。瓦格纳认为，花在"基因劣势"群体上的钱是以牺牲正常的、健康的国民的利益为代价的。大约在同一时间，希特勒还通知瓦格纳——"安乐死"将在战争开始后实施。

随着第二次世界大战的开始，纳粹关于消灭残疾人的经济主张变得更加有力，并居于优先地位。国家为照顾"不值得活下去"的个人而承受的经济负担，与为国献身的英勇而健康的士兵的利益形成了鲜明对比。此外，在秘密实施的 T-4 "安乐死" 行动中，德国和奥地利各地对残障人士进行有组织的谋杀。与此同时，纳粹对相关经济数据进行测算，以确认为消除那些被认为是国家 "负担" 的人而节省的 "开支"。

参考文献

1. Henry Friedlander, *The Origins of the Nazi Genocide. From Euthanasia to The Final Solution* (The University of North Carolina Press, 1995).

2. Robert N. Proctor, *Racial Hygiene. Medicine Under The Nazis* (Harvard University Press, 2002).

3. George J. Annas and Michael A. Grodin eds., *The Nazi Doctors and the Nuremberg Code. Human Rights in Experimentation* (Oxford University Press, 1992).

问　题

医生如何平衡医疗决策、财务问题与医学伦理？

讨　论

纳粹利用经济论据确立种族卫生计划是经济因素影响医疗政策与决策的一个极端例子。残疾病人被谋杀是基于他们被认为是国家的经济负担，他们的死亡是纳粹提倡 "种族优越" (racial superiority) 与 "适者生存" (survival of the fittest) 的社会学说的结果。纳粹政权奉行功利主义，尤其是在医学界盛行功利主义，这使得这些病人因所谓的 "国家利益" 而被杀成为可能。

现在，功利原则主张，在任何情况下，我们医学专业人员都应当竭力为所有受影响的人在获益与受损之间寻求最大可能的平衡（即具有 "成本效益"）。在医疗保健中，功利主义思想要求，只要在不同但同样有效的治疗方法之间作出选择，就应该实现患者的利益最大化，以及成本与风险的最小化。然而，在资源稀缺的现代社会，当医疗保健服务系统因面临越来越大的压力而控制成本（或诱导节省）时，对某类特定患者和/或群体的资源支出加以限制是否必然不公平？

在公认的医学伦理话语中，公正是医务人员应当遵守的主要原则之一。病人的一项基本权利被称为分配正义，即获得公平、公正与适当被对待的权利。但在目前的环境下，不断增加的经济压力迫使医生可能会基于更广泛的经济限制来作出决定，而不是以传统的观点——以患者个人的最佳利益——为出发点。

全世界，许多国家都在努力解决一个问题：如何在成本上升与资源有限的情况下提供公平优质的医疗保健服务。在这类辩论中，必须认识到，一些较为弱势群体（智障人士、慢性病患者、老年人以及其他弱势群体）的处境尤为危险。

随之而来的问题是：我们应该如何照护社会中的病人？我们该如何照护慢性病患者？我们花在一个病人或一群病人身上的资金有限制吗？资源分配或医疗待遇应该有年龄限制吗？如果有，限制的线应该划在哪里？

在当今的医疗实践中，科技进步、社会变迁，再加上医疗费用不断上涨，促使人们对医患关系进行持续辩论与重新评估。随着医疗保健成本的上升以及医疗配给制度的发展，我们应该敏锐地意识到其中所涉及的道德选择。

为维护病人的利益，相比其他任何专业团体，医生都站在这场重要的经济、社会与伦理辩论的最前线。尽管医生由于其职业与社会角色，可能在病人需求与国家经济需求（以及社会政策）之间处于忠诚冲突的地位，但医生应选择以强烈和富有同情心的方式为患者辩护。如果连医生和其他照护人员都不这样做,那么谁还会这样做呢?在历史上,已经发生过纳粹医生荼毒生灵的不道德事例,它向人们昭示了,当医生不履行对病人的忠诚义务时,社会会发生什么。

7. 安乐死

案例研究

1942年6月，阿道夫·沃尔曼博士（Dr. Adolf Wahlmann）被任命为德国哈达玛国家医院（Landesheilanstalt Hadamar，以下简称"哈达玛医院"）——一家收治精神病人与残疾患者的医院——的首席医生。在沃尔曼抵达哈达玛医院之前，就已经有1万名智障患者被杀害，这是被称为T-4的纳粹"安乐死"计划的第一阶段的组成部分。1941年8月，T-4项目暂停，直到1942年6月沃尔曼成为该医院的首席医生，这一事件才平息下来。

1942年8月，又有一批精神病患者被送到该医院，"安乐死"计划的第二阶段，即"野生安乐死"开始在哈达玛医院被施行。沃尔曼博士设计了一套与护士开晨会的制度，以便管理、施行这项计划。在晨会上，沃尔曼和护士审查病人的记录与病史。然后，他们根据对病人的评估结果，决定是否终结某个病人的生命。最终决定由沃尔曼作出，如果他同意，两名护士会在一张纸上写下病人的名字，并注明沃尔曼开出的可致病人死亡的麻醉药剂量〔例如，卢米诺（苯巴比妥）或类似镇静剂的药片数量〕。

这张纸被交给医院的护士，作为终结被选病人生命的授权书。在夜间，这些病人被要求服用远远超过正常剂量的麻醉药物。如果病人服药后没有死亡，则第二天早上将被注射吗啡，这将确定无疑地结束其生命。在病人被杀后，沃尔曼会对尸体进行简单的检查,并为病人的死亡证明编造虚假的死因与死亡时间。

从1942年年中到1945年3月美军接管哈达玛医院,又有4400名病人在此被注射药物致死或服用过量药物致死。

1947年,在法兰克福(Frankfurt)对沃尔曼的审判中,法院认定其犯有谋杀罪并判处其死刑。

参考文献

Michael S. Bryant, *Confronting the "Good Death". Nazi Euthanasia on Trial, 1945–1953* (University Press of Colorado, 2005).

背　景

1933年至1936年的立法浪潮确定了"不值得活下去的生命"的类别,这些类别的人成为1939年至1945年期间国家社会主义屠杀政策的目标。消灭"不值得活下去的生命"的理由来自纳粹的生物医学观点,即残疾人与其他患有先天性疾病的人的基因受到了污染,他们不值得活下去。此种观点认为,这些人不仅削弱了雅利安人的基因库,并导致社会进一步退化,而且还带来巨大的经济负担。纳粹政策制定者认为这种经济负担太重,国家承受不起,特别是在战争时期。

大概在1938年年底(也可能在1939年年初),有一个名叫格哈德·赫伯特·克雷奇马尔(Gerhard Herbert Kretschmar)的婴儿,他出生时就双目失明、缺胳膊少腿。他的一个亲戚(很可能是他的父亲)请求对这个孩子实施"仁慈杀戮",希特勒便命令他的私人医生卡尔·布兰特博士(Dr. Karl Brandt)与这个孩子的医生进行商谈,并"授权"他们在合适的情况下对孩子实施"安乐死"。这些医生获准免予法律追诉。随后,希特勒授权布兰特博士与菲利普·布勒(Philipp Bouhler,德国总理府负责人)可以在今后对他们认为有必要采取此类措施的其他病例作出类似的决定。

到了20世纪30年代末,成千上万的德国家庭已经向希特勒总理府递交了请愿书,要求为他们患病的亲人实施"安乐死"。然而,克雷奇马尔案启动了"儿童'安乐死'计划",该计划旨在除掉身心残障的儿童。在这个秘密的(立法上非法的)行动中,孩子们被饥饿与致命药物联合致死。

杀戮过程如下:未住院的残疾新生儿与婴儿由医生和助产士上报;父母和/或监护人被迫将孩子安置在一个特殊的儿童病房里;一个由纳粹高级官员与医生任命的医学专家小组负责审查这些孩子的情况以及已经住院的孩子的病历资料,决定孩子生死的就是这些专家小组的医生以及从未给孩子做过检查的医生。

杀戮方法本身就成为执行杀戮计划的医生进行实验与科学探究的基础。被杀死的孩子的大脑和其他身体部分经常被送到医学研究中心进行研究。当被选中的孩子临近生命终点时,他们的父母会收到一封标准化的信,被告知他们的孩子得了重病。这些信件往往发得很晚——临近甚至是在孩子死亡之后,因此父母没有时间去探望,而且其中许多孩子被安置在医院,家属不易探视,一些机构还禁止家长(或监护人)探视。孩子被杀后,医生伪造死亡记录(包括死因和死亡时间),然后将其寄给孩子的家人。家长们还被告知,出于防范传染病风险的考虑,医院必须立即对尸体进行解剖。在某些情况下,这些信件还说明,医务人员采取了"英勇"措施来拯救儿童,但未取得成功。有时,孩子死亡后数月都未报告其家人,因此该机构仍累计患者的护理费。

据估计,约有5000名儿童死于饥饿或过量服用麻醉剂。为了防止公众的反对与抗议,这个计划被秘密实施。在这项计划中,这些病人未经其家人或监护人的同意就被杀害。

在儿童"安乐死"计划启动后不久,该计划就被扩大到住

第一部分　纳粹医生的历史背景

院的残障成年人。根据纳粹对"安乐死"的定义，杀死"不值得活下去的生命"将适用于大批残障的与患慢性病的儿童和成人。位于柏林的蒂尔加滕大街 4 号（Tiergartenstrasse 4）是策划"安乐死"计划的总部所在地，因此该行动被称为 T-4 计划。

T-4 计划是从儿童"安乐死"计划演变而来的。在这项计划中，毒气也成为一种杀戮方法，最初使用的是一氧化碳，后来也使用其他毒气方法，包括使用 Zyklon B*（后来在奥斯威辛集中营和其他集中营使用）。纳粹在特定的机构（其中大部分是医院）中专门建造了使用一氧化碳气体的毒气室——杀人中心。

与儿童"安乐死"计划类似，执行 T-4 行动的医生也伪造死亡证明。此外，医生还进行尸检，并将病理标本送往德国的医疗机构进行进一步研究。

儿童"安乐死"计划和 T-4 计划都是"最终解决方案"的试验场。后来用于谋杀数百万犹太人和数十万吉卜赛人的毒气谋杀方案首先在德国智障者身上进行试验。毒气杀人由 T-4 医生团队设计、试验、监督并授权。实施"安乐死"计划，就需要建立配套的规约、程序、医疗领导组织与工作人员，这些人后来成为死亡集中营中谋杀行动的执行者，数百万人被处决。仅 1940 年 1 月至 1941 年 8 月，就有 7 万多人丧生。

1941 年 8 月 24 日，希特勒下令停止"安乐死"计划，因为该计划已尽人皆知。德国的新教牧师与天主教神父从发现德国各地医院所发生的"杀人"事实时起，就成为公众抗议的主要力量。

实际上，这个计划并未终止，只是发展为一个新的不同阶

---

* Zyklon B（齐克隆 B）是德国化学家弗里茨·哈伯（Fritz Haber）发明的氰化物化学药剂，原为杀虫剂，二战中纳粹德国曾在集中营使用该化学药剂进行大屠杀。——译者注

段——这个阶段被称为"野生安乐死"。在"野生安乐死"阶段，杀戮行动是分散实施的。在奥地利、波兰以及德国的许多医疗机构，大批医生与护士对被杀对象进行甄选，此种杀戮是医院常规工作的一部分。医生们使用与实施儿童"安乐死"计划相同的方法，即通过饥饿、过量用药杀死成年的残障患者与慢性病患者。而智障患者，特别是在占领区，就是简单地被枪杀。

在"野生安乐死"阶段，"安乐死"的范围被扩大到包括"对公共安全构成威胁的分子"、罪犯、"反社会分子"和那些被认为是"种族劣势"的人，甚至连德国本国的炮弹休克受害者（因曾置身战火而引起的精神紧张或精神错乱者）都被杀害。同样，来自东欧的外国劳工，他们在为德国做苦力的过程中患病后也被杀害。大约有20万人在"野生安乐死"阶段被谋杀。

那时，集中营里挤满了"犯人"，于是纳粹启动了一项新的杀戮计划——代号为"14f13"。集中营的医生（通常是党卫军的成员）根据种族与优生指导原则筛选潜在的被害对象。一个人的工作能力也成为筛选的关键因素。一旦这些受害者被选中，T-4"专家"医生就会来到集中营，对党卫军医生的筛选进行验证。在这一阶段，集中营没有实施大规模杀戮所需的设备，因此受害者被运回德国的杀戮中心并在那里被谋杀。随后，在T-4医务人员的建议下，死亡集中营内建造了被伪装成淋浴喷头的毒气设施。在"14f13"行动中，有1万至2万人被谋杀。

大屠杀历史学家认为，儿童"安乐死"计划、T-4计划、"14f13"行动和"野生安乐死"是对数以百万的人士（包括欧洲的犹太人、吉卜赛人和其他被认为不受欢迎的人）实施谋杀的前兆。

参考文献

1. Henry Friedlander, *The Origins of Nazi Genocide. From Euthanasia to theFinal Solution*（The University of North Carolina Press, 1995）.

2. Robert J. Lifton, *The Nazi Doctors. Medical Killing and the Psychology of Genocide*（Basic Books, 1986）.

3. Patricia Heberer, "*Exitus Heute in Hadamar*": *The Hadamar Facility and "Euthanasia" in Nazi Germany*（Doctoral Dissertation, University ofMaryland, 2001）.

4. Ulf Schmidt, Karl Brandt, *Medicine and Power in the Third Reich*（Hambledon Continuum, 2007）.

问 题

安乐死以及医生协助自杀的伦理是什么？

讨 论

"euthanasia"（安乐死）这个词源于希腊语中"eu"（幸福的或好的）与"thanatos"（死亡）的组合，字面意思是"安详的死亡"或"好的死亡"。美国医学会伦理与司法事务委员会（the American Medical Association's Council on Ethical and Judicial Affairs）对该术语的定义如下："基于仁爱考量，以一种相对快速与无痛的方式来结束被绝症折磨的病人的生命的一种行为。"

在纳粹语境中使用"安乐死"一词，实质上是不准确的。纳粹的"安乐死"计划是为了消除德国社会中某些被认为"不值得活下去"的病人。在这些病人中，许多人并未患病，以今天的眼光来看，甚至可能不会将他们看作失能之人。此外，当这些人被执行杀戮时，无论其是否失能，都未经个人和/或其家人或监护人的知情同意。纳粹的"安乐死"方案，并非像这个词所标示的那样，是一个"好的死亡"的解决方式，而是一个毫无人性的、系统的杀人计划。

现在，当"安乐死"一词被使用时，其语义极其广泛，具体含义取决于其被使用的语境。因此，在讨论安乐死时，已经形成一些明确的术语概念。这些术语有助于对不同类型的安乐死进行细分与归类。几个关键术语包括：自愿/非自愿和主动/被动。

"自愿安乐死"是指当事人同意由他人来结束其生命。这里的"同意"可以是书面的形式，例如生效的遗嘱或预先指示。"非自愿安乐死"是指根据代理人的决定甚或医生的决定，为失能者实施安乐死。

"被动安乐死"是指通过移除患者的人工生命支持系统（如呼吸机与喂食管），或者干脆停止维持其生命所需的医学治疗，从而让患者死亡。相比而言，"主动安乐死"是指采取明确的措施来结束病人的生命，通常是通过注射药品使患者死亡。"被动安乐死"的权利也被称为"死亡的权利"（the right to die），在有些国家，这一权利受法律保护。

医生协助自杀是指医生为病人提供帮助，从而使其能够自杀，这与安乐死不同。安乐死与协助自杀的区别在于，医生或另一方参与致死的行为在程度上不一样。安乐死是指医生或其他人实施即刻结束生命的行动；协助自杀是指医生或其他人通过为患者提供必要的手段和/或信息，使患者能够实施结束生命的行为，即促成患者的死亡。

1987年10月，在西班牙马德里举行的第38届世界医学大会通过的《世界医学会关于安乐死的宣言》（The World Medical Association's Declaration on Euthanasia）指出：

> 安乐死，就是蓄意结束病人生命的行为，此种行为即使是在患者本人要求或其近亲属要求的情况下，也是

不道德的。但这并不妨碍医生尊重病人的意愿,允许病人在疾病晚期,顺其自然,走向死亡。

1992年9月,在西班牙马尔贝拉举行的第44届世界医学大会通过的《世界医学会关于医生协助自杀的声明》(The WMA Statement on Physician-Assisted Suicide)也指出:

> 医生协助自杀,这一行为与安乐死一样,也是不道德的,必须受到医学界的谴责。当医生的帮助旨在结束某个人的生命时,医生的行为就是不道德的。然而,拒绝治疗的权利是患者的一项基本权利,即使尊重这种意愿会导致患者死亡,医生的行为也不是不道德的。

世界医学会指出,一些国家已将在医生协助下的主动安乐死做法纳入法律。

今天,在讨论安乐死与医生协助自杀时,最常提到与类比的是纳粹计划。然而,我们不应将两者混为一谈,因为纳粹的计划从来就不是安乐死,而是谋杀。

8. 希波克拉底誓言的意义

案例研究 1

阿丽娜·布雷达博士（Dr. Alina Brewda），1905 年生于华沙，是一位犹太妇产科医生。1940 年，她被关在华沙的犹太人聚居区，并在那里当医生。1943 年春，布雷达博士参加了华沙犹太人聚居区起义，她在隐蔽的秘密隧道、地窖和下水道照顾受伤的、生命垂危的犹太人。她在起义中幸存下来，但被党卫军俘虏并被放逐到马吉达内克（Majdanek）集中营。后来她被送到奥斯威辛集中营，在那里她成了"囚犯"，编号是"#62761"。

在奥斯威辛集中营，布雷达博士得知纳粹正在进行妇科实验。由于她是一位经验丰富的妇科医生，毫无疑问，她会被要求做这些手术。她在回忆录中写道：

> 我已经知道有人在给犹太女孩儿做某类手术，并且得知，当我的一名囚犯医生同行拒绝与德国人合作时，德国人非常愤怒。我很可能会面临同样的困境。我不是什么英雄人物，我只是知道什么是错的、什么是对的。我始终铭记，当我取得医生资格时所宣誓的希波克拉底誓言，在我的从医生涯中，我一直努力遵照这个标准行事。无疑，如果我拒绝与德国人合作，我很有可能被枪杀或被送往毒气室。

正如布雷达博士所担心的那样,她被派往声名狼藉的 10 号街区(即奥斯威辛集中营开展臭名昭著的医学实验的街区)工作。她被安排负责病人的医疗工作,这些病人中就有接受过实验的年轻犹太妇女。尽管这些实验是秘密进行的,但她与受害者的密切接触使她能够了解到残忍的手术细节,并见证了这类手术对病人的灾难性影响。德国医生爱德华·威尔斯(Eduard Wirths)和霍斯特·舒曼(Horst Schumann)多次命令她施行实验性手术,都被她拒绝了。相反,她尽其所能地对无助的受害者予以安慰与帮助,尽管她没有医疗用品与设备对病人予以施治。此外,她还设法为她的病人找些"低贱"的工作,以防他们被选为实验对象。

正如她在华沙犹太人聚居区所做的那样,布雷达博士加入了奥斯威辛集中营的地下抵抗运动,她的一项任务是从 10 号街区的党卫军医务室为她的病人偷药。几年后,她的一个病人是这样描述布雷达的工作的:

> 如果不是布雷达医生,我就活不下来了。她在我生命中最重要的时刻陪伴在我身边,我会永远铭记在心。我记得,当手术快结束时,我想呕吐,并呻吟道:"哦,妈妈!"布雷达医生说:"你的手术已经结束了,小宝贝。"我还记得,布雷达医生像母亲一样坐在我的头边。

战后,布雷达医生移民到了英国,在那里她继续行医。

参考文献

R. J. Minney, *I Shall Fear No Evil. The Story of Dr Alina Brewda* (William Kimber and Co, 1966).

案例研究 2

埃拉·林根斯·雷纳博士(Dr. Ella Lingens-Reiner),非犹太

人，1908年出生于维也纳。她拥有法学博士学位，并在当地的大学学习医学。战争期间，她和丈夫库尔特·林根斯博士（Dr. Kurt Lingens）在1941年和1942年的几个月里，把几个犹太朋友藏在自己的公寓。1942年10月13日，这对夫妇因帮助他们的犹太朋友而被捕。库尔特·林根斯被派往一个由罪犯组成的部队，作为对这些罪犯的一种惩罚，这个部队被派往俄罗斯前线。他在前线身负重伤。埃拉最初在维也纳的盖世太保监狱（Gestapo prison）被监禁了4个月，并被反复审讯，后来被驱逐到奥斯威辛集中营，并被安排做集中营囚犯的医生。

她在1948年写的回忆录中，回忆了她与纳粹医生弗里茨·克莱茵博士（Dr. Fritz Klein）的一次谈话：

> 最初，他对非犹太病人表现出了一些体恤，这使得他对犹太囚犯难以言喻的残忍更为凸显。我告诉他，我为被列为德国人而感到羞愧。他天真地问："为什么？"我指着火葬场的烟囱回答说："你怎么能这样问——你，一名医生？"……唯一的问题在于："作为一名医生，你不尊重人的生命吗？那你将如何在这种行为与医生所要坚守的希波克拉底誓言之间进行协调呢？"

克莱茵医生丝毫不觉得羞耻，他只是说：

> 当然，我是医生，我想保护生命。但出于对人类生命的尊重，我会从患病的躯体上切除化脓性阑尾。犹太人是人类身体中的坏疽性阑尾。

埃拉·林根斯·雷纳博士被迫参加了从奥斯威辛至达豪（Dachau）的死亡行军，但是她设法在战争中幸存了下来。2002年，她在维也纳去世。1980年1月3日，以色列犹太大屠杀纪念馆(希伯来语为"Yad Vashem",英语为"The Holocaust Martyrs' and Heroes' Remembrance Authority in Israel")认定库尔特·林根斯医生与埃拉·林根斯·雷纳医生为国际义人。

参考文献

1. Ella Lingens-Reiner, *Prisoners of Fear* (Victor Gollancz Ltd, 1948).

2. Robert J. Lifton, *The Nazi Doctors. Medical Killing and the Psychology of Genocide* (Basic Books, 1986).

3. Michael Grodin, *Historical Origins of the Nuremberg Code*, in John J. Michalczyk ed., Medicine, *Ethics and the Third Reich: Historical and Contemporary Issues* (Sheed and Ward, 1994).

问 题

希波克拉底誓言有什么意义?

希波克拉底誓言在今天仍然适用吗?

讨 论

希腊医生希波克拉底(Hippocrates,公元前460—377年)在传统上被认为是科学的医学以及医学伦理学的奠基人。希波克拉底誓言最早由古代和中世纪的医生宣誓,对医生赋予了很高的道德标准。即使在今天,其在医生的职业伦理教育中仍占据重要地位。

宣誓希波克拉底誓言对医生的职业发展至关重要,是在为他们未来的职业生涯以及未来的病人照护工作做准备。虽然誓言没有法律约束力,但是宣誓被看作医生生命中的关键时刻。宣誓象征着个体的重要性、集体的盛典以及医生对病人的道德与人文关怀的终生承诺。通过宣誓,医生们追随希波克拉底以及他们前辈们的脚步前行,而后世的医生们也将追随他们的脚步前行。希波克拉底誓言历久弥新，它彰显了医学的内在本质及伦理要求，因而经受住了时间的考验。虽然它的语言表达可能显得过时了，但是其基本准则在今天仍然和希波克拉底时代一样具有合理性。

希波克拉底誓言对医学实践的影响是举世公认的。然而，一些医生仍然质疑其有效性，一些医学院在毕业典礼上不再对其进行宣誓。此外，新版誓言被编写出来，试图对其进行更新，从而使之更符合当今医生的口味。有人声称，在当下，希波克拉底誓言对于解决现代医学的现实问题捉襟见肘，应该对之进行彻底的修改或者完全弃而不用。但是，大多数医生以及有见识的公众则可能认为，医生的使命应该包括对希波克拉底原则（无论是过去还是现在），比如治疗原则与不伤害原则的遵循。

上述案例展示了不同的医生对誓言所蕴含的原则的不同理解。一个社会的政治与文化价值观影响可以通过两种截然不同的方式来获得宣誓的认同。一方面，从囚犯医生的证词中可以看出，他们对誓言的看法代表了普遍的道德实践。他们把誓言视为个人与职业道德的准则。即使在最困难的情况下，这些囚犯医生在集中营里也尽力遵守这些原则。

另一方面，纳粹医生对誓言的看法代表了一种扭曲的医学伦理价值观，这种价值观将纳粹的种族与政治目标置于比个人与病人更优先的地位。这位纳粹医生的观点与价值观反映了纳粹医学界的思想与行为标准。罗伯特·利夫顿（Robert Lifton）在《纳粹医生》（*The Nazi Doctors*）一书中告诉我们，纳粹党卫军医生宣誓效忠希特勒（身为党卫军军官）。这一誓言取代了传统的希波克拉底誓言，希波克拉底誓言仅仅被看作医学院毕业典礼上的一种遥远而沉默的仪式。

现在，尚不能确定誓言对医生的执业实践有什么影响。一些研究表明，只有一小部分医生认为他们在医学院学习的誓言对他们的执业实践产生了影响。

医学生应该对希波克拉底誓言的内容进行分析,也应该对其与过去以及现今具体医学实践密切相关的价值观进行分析。学生通过学习,将会了解希波克拉底誓言以及其他相关誓言与准则的明确局限性,将能够领悟几个世纪以来支持和指导医学伦理与实践的古老的传统原则的价值。

安德鲁·艾维博士(Dr. Andrew Ivy)是1947年纽伦堡医生审判(the Doctors' Trial in Nuremberg)中的主要医学专家证人之一,他说道:

> 控制医生行为的道德责任应该像其他道德责任一样被植入医生的头脑中,这些道德原则在希波克拉底誓言中有明确的阐述,每个医生都应该熟知。据我所知,这些原则体现了医学界的黄金法则。倘若一位医生生病了,他希望被另一位医生怎样对待呢?可以从这些原则中找到答案。那么,医生也应该照此对待他的病人或实验对象。也就是说,医生应该像臣仆那样为他的病人或实验对象提供服务。

9. 医学研究

9.1 医患保密

案例研究

在奥地利维也纳长大的天主教教徒海琳·勒贝尔（Helene Lebel），19 岁时首次出现精神疾病迹象，后来她的病情恶化，她不得不放弃法律学习和法律秘书的工作。1936 年，她被诊断患有精神分裂症，并被安置在维也纳的斯坦恩（Steinh）精神病院。

1938 年 3 月，德国吞并奥地利。海琳的病情有所好转，她的父母得知她很快就会被转移到离家较近的一家医院。但实际情况是，海琳被转移到德国勃兰登堡（Brandenburg）的一个曾是监狱的处所，在那里她被脱光衣服，接受身体检查，然后被带进"淋浴间"，被毒气杀死。

参考文献

http://www.holocaust-trc.org/lebel.htm.

背 景

1939 年 8 月，纳粹创建了一个名为"德意志严重遗传病科学登记委员会"（Reich Committee for the Scientific Registration of Severe Hereditary Ailments）的组织，该组织发布了一项严格保密

的法令——《畸形新生儿报告要求》（Requirement to Report Deformed Newborn）。该指令指出："为澄清先天性畸形与智力低下疾病领域的科学问题，所有3岁以内的患有以下任何一种严重遗传性疾病——白痴、唐氏综合征、小头畸形、脑积水、身体畸形与痉挛性瘫痪——的儿童都必须登记。"

助产士和医生都受命对此类儿童的情况进行报告。地区医生负责证明报告，所有产科诊所的负责医师被告知，报告是帝国要求的。该报告表格要求提供人口统计信息以及详细的疾病描述、住院时间、预期寿命与改善的机会。后来，信息范围扩大到包括患者病史与家族史等在内的其他细节，例如遗传情况、酒精与尼古丁的使用情况、身体与精神发育情况以及抽搐情况等。

调查表的措辞使许多医生认为，这仅仅是为了统计与研究而对这些儿童的相关信息进行登记。法令没有透露要求报告残疾儿童的实际原因。许多医学期刊上都刊发了登记令。医生和助产士都遵命执行，并且按例收到付款。

这些调查表被送到位于柏林的帝国委员会，在那里由官僚机构处理，然后被送到三位专家医生手中，分别是精神病学专家沃纳·卡特尔教授（Professor Werner Catel）、儿科精神病学专家恩斯特·温茨勒博士（Dr. Ernst Wentzler）和戈尔登国家研究所（Gorden State Institution）所长汉斯·海因策博士（Dr. Hans Heinze）。这三位医生是"安乐死"的坚定支持者，也是计划委员会（the planning committee）的成员。他们仅仅依据这些调查表来作医疗决定，不对孩子进行检查，不咨询孩子的监护人，也不查阅孩子的病历资料。被选中处死的孩子被标记为加号，被允许存活的孩子被标记为减号。随后，标有加号的孩子被转移到配备了迅速致死设施的28个机构（杀人中心）中的一个。这些"杀人中心"包括一些在德国历史较为悠久、负有盛名的医院。

家长们被告知，为了改善孩子的治疗效果，转院是必要的。

参考文献

1. Robert J. Lifton, *The Nazi Doctors. Medical Killing and the Psychology of Genocide* (Basic Books, 1986).

2. Robert N. Proctor, *Racial Hygiene. Medicine under the Nazis* (Harvard University Press, 1988).

3. Henry Friedlander, *The Origins of Nazi Genocide. From Euthanasia to The Final Solution* (The University of North Carolina Press, 1995).

问　题

医患保密的意义何在？

讨　论

保密本身不仅是一项伦理原则，而且可以被视为医生对患者的一项义务。实质上，医生的保密义务是指医生不得公开由病人披露的或者由医生发现的与病人治疗有关的任何医疗信息。

一般来说，医学伦理规范要求，在医患关系中，医生要对病人披露的信息保密。医生负有维护患者私密信息的道德义务要求，有助于患者无所顾忌地与医生进行充分、坦诚的信息交流。为维护医患关系中的诚信，除非法律要求，否则医生通常不得在未经患者明示同意的情况下透露患者的私密信息。

这条规则也有一些例外情形，例如病人有伤害自身或者他人的威胁。有些国家制定了强制报告的法律，要求医生或其他医疗保健服务提供者向卫生部门或执法机构报告患有某些疾病的患者或者受已知或疑似的邪恶机制侵害的患者。前者包括癫痫患者、其他意识障碍者或传染病患者以及酒驾嫌疑者，后者包括被虐待的儿童、性侵或家暴受害者以及暴力事件中的受伤者。不遵守上述强制报告法律会被追究刑事责任或民事责任。

当患者不想报告自己的病情时，法律要求强制报告就会带来冲突。在诸如癫痫发作、意识丧失、配偶或其他性伴侣感染艾滋病毒等情况下，主流观点认为，保护社会其他成员利益的义务应优先于患者的个人利益。此时，有利原则与分配正义原则优于不伤害原则、自主原则与保密原则。这虽然通常是合理的，但却将医生置于一种不受欢迎的境地，即充当国家的代理人，而不是为患者服务。这可能会导致一些患者不寻求治疗。

目前，随着电子化病历技术的进步，获取私密信息变得越来越容易。医生面临的一个现实挑战是：如何在利用新兴技术的同时，尊重患者的隐私。

纳粹医生未经病人或其法定监护人的同意，向第三方报告病人的情况，违反了医患保密义务。这些本应保密的医疗信息，在病人不知情的情况下被用来对付他们本人，并导致他们因国家的"功利需要"而被国家谋杀。

最初，一些医生可能未察觉或不知道这些报告的真实意图或最终目的。然而，根据医患保密这一广为接受的、由来已久的医学传统，医生应该在披露患者的医疗信息之前，对要求报告的理由提出疑问。

9.2 人体实验中的知情同意

案例研究

1941年3月至1945年1月，绝育实验主要在奥斯威辛集中营和拉文斯布吕克（Ravensbrück）集中营进行。这些实验由妇科医生卡尔·克劳伯格博士（Dr. Carl Clauberg）和霍斯特·舒曼博士主持开展。他们试图开发一种能够在较短的时间内对数百万人进行有效绝育的方法。绝育的目的是阻止纳粹所认为的"劣等的、不洁的或基因被污染的"种族繁衍。

1956年7月26日,一位曾被囚禁于奥斯威辛集中营的幸存者荷兰犹太妇女罗莎琳·德莱昂(Rosalinde de Leon)在指证克劳伯格时说道:

> 一位年长者告诉我们,克劳伯格博士打算对我们进行科学实验,如果我们不服从,将被送到比克瑙(Birkenau,毒气室所在地)。其实,我们更愿意去比克瑙,因为我们已经知道我们会被杀害。我想不起来有哪个女人同意做任何这样的实验。而事实是,克劳伯格医生在未经我同意的情况下对我实施了绝育实验。我没有反抗,因为那是毫无意义的。一切就这样发生了。
>
> 克劳伯格博士在两名护士(其中一名护士也是囚犯)的协助下开展实验……绝育是通过注射完成的。他们将一个非常大的注射器插入我的阴道,然后一种白色物质被注射到我的体内。很可能这种物质被注射进了我的子宫。注射器大约有30厘米长。这样的注射给我做了3次,每次间隔3—4个月。每次注射后,我的腹部都有一种可怕的烧灼感。每次注射后都要进行X光检查,第二天再做一次X光检查。打完针后,我不得不卧床一周。我记得,每次打针后都要经历同样的疼痛,而且打针的过程也非常痛苦,护士们不得不坐在受害者的胳膊上(才能让注射进行下去)。

洛尔·雪莱(Lore Shelley)在《奥斯威辛集中营与战争研究实验室里的人体实验罪行》(*Criminal Experiments on Human Beings in Auschwitz and War Research Laboratories*)一书中写到,阿姆

斯特丹原10号街区一名叫勒内·杜林（Renée Duering）的因犯描述了一名男子告诉新来的因犯，他们必须"报名参加某些体检"，否则就要被杀。杜林还展示了一张她签署的"同意书"图纸。她说：

> 我们几乎都在那张纸上签了名。一些经历过这一切的妇女说，她们从来没有为纳粹签署过任何东西，但她们在这张纸上签名了。留在10号街区并被当作豚鼠来实验的每个人都签了字，如果他们想活下去的话。

杜林回忆说，一位妇女拒绝签字，随后就被转移到了比克瑙。幸运的是，她在战争中幸存了下来。

参考文献

1. Susan Benedict and Jane M. Georges, Nurses and the Sterilization Experiments of Auschwitz: A Postmodernist Perspective. *Nursing Inquiry* 13(4): 277–288(2006).

2. Lore Shelley, *Criminal Experiments on Human Beings in Auschwitz and War Research Laboratories* (Mellen Research University Press, 1991).

背　景

纳粹医生因进行残忍的医学实验而臭名昭著。纳粹的医学实验可以分为三大类：（1）旨在促进德国军人生存的实验。（2）对德国军事人员在战场上遭受的伤病进行药物与治疗方法测试的人体实验。（3）试图推进纳粹种族主义世界观与意识形态的医学实验。

纳粹集中营至少有70个不同的实验项目，涉及数以千计的因犯，数以百计的在纳粹卫生系统以及集中营工作的医务人员从事着人体实验工作。这些纳粹研究人员与德国主要的医学与科学机构、制药公司以及大学保持着密切的专业与研究联系。一些来自人体实验的数据被用于学术报告、出版物以及宣传中。

这些医学实验的受害者在未经任何形式的知情同意的情况下被迫接受残酷的、极其痛苦的实验。此外，囚犯们不断地受到恐吓，他们为生命安危担忧——要么是因为实验本身对生命的威胁而担忧，要么是因为自己知道得太多而担心遭遇不测。绝大多数受试者死于实验并发症、注射药物或毒气。

在 10 号街区（奥斯威辛集中营臭名昭著的实验街区）接受实验的一些受害者回忆说，他们必须签署"同意书"。鉴于实验的性质、风险以及不签署的死亡威胁，这些所谓的"同意书"当然不是真正意义上的同意书。

医学实验只是纳粹众多医学计划中的冰山一角。然而，正是这些未经知情同意而进行的医学实验，催生了《纽伦堡法典》。1946 年，在"医生审判"期间，23 名被告（含 20 名德国医生与 3 名公务员）因战争罪与反人类罪而受审。该审判为对医学伦理标准进行实质性分析提供了机会。这场审判的判决书中列举了医学犯罪的书面证据，并对医学实验的许可提出了指导建议。这些指导建议包括 10 项人体实验的伦理原则，此即所谓《纽伦堡法典》。这 10 项原则构成了现代人体实验伦理标准的基础，其中知情同意原则是最为重要的原则（见附录 1）。

实际上，在《纽伦堡法典》宣布之前，德国就已经颁布了关于人体实验对象福祉的明确指令。1900 年，普鲁士宗教、教育与医疗事务部部长（the Prussian Minister for Religious, Educational and Medical Affairs）颁布了第一部有关人体实验的指导建议（见附录 2）。该指导建议对正在进行的关于人体实验的公开辩论进行了回应，建议除诊断、治疗与免疫接种外，医疗主管在以下情况下都不能进行医疗干预：如果"受试者是未成年人或是其他心智不健全者",或者是未得到受试者的"明确同意"。此外,所有研究干预只能由医疗主管主持开展或经其授权开展。

虽然该指导建议不具有法律约束力,其对人体实验的实际影响也不甚清楚,但它在非治疗性人体实验指南的发展史上厥功至伟。该指导建议不仅为研究行为设定了实质性伦理标准,还包含了研究责任的具体细节。

几十年后的1931年,由于新闻界、德国议会以及德国刑法政治改革背景下对不道德的人体实验的批评,德意志政府发布了详细的《新疗法与人体实验指南》(Guidelines for New Therapy and Human Experimentation)(见附录3)。

该指南对治疗性研究(新疗法)与非治疗性研究(人体实验)作了明确区分,并对人体实验受试者设定了严格的预防与保护措施。除有利原则与不伤害原则外,该指南还以受试者自主原则与知情同意原则为基础。在某种程度上,这个指南的规定比后来的《纽伦堡法典》《赫尔辛基宣言》所作的规定更为严格、详细。(见附录4)

参考文献

1. Aly Gotz, Peter Chroust and Christian Pross, *Cleansing the Fatherland: Nazi Medicine and Racial Hygiene* (The Johns Hopkins University Press, 1994).

2. Robert J. Lifton, *The Nazi Doctors: Medical Killing and the Psychology of Genocide* (Basic Books, 1986).

3. Robert N. Proctor, *Racial Hygiene: Medicine under the Nazis* (Harvard University Press, 1988).

4. Paul J. Weindling, *Nazi Medicine and the Nuremberg Trials: From Medical War Crimes to Informed Consent* (Palgrave MacMillan, 2004).

5. Vivien Spitz, *Doctors from Hell: The Horrific account of Nazi Experiments on Humans* (Sentient Publications, 2005).

6. http://www.ushmm.org/wlc/en/article.php?ModuleId=10005168.

7. Irene Strzelecka, *Voices on Memory Series, volume 2. Medical Crimes: Medical Experiments in Auschwitz* (Auschwitz-Birkenau State Museum, Oswiecim, 2008).

问 题

获得知情同意的伦理要求是什么？

是否可以强制获得知情同意？

讨 论

纳粹医学实验的目的，一方面是推进德国所发动的战争，另一方面是推行纳粹政权的种族主义意识形态。德国医生如何基于希波克拉底誓言中的"不伤害原则"来为令人发指的人体实验辩护呢？这个问题非常复杂。

纳粹采用功利主义理论与经济上的理由为其恶行辩护。他们把智障者、惯犯、身体残障者与慢性病患者归为"不值得活下去"的人。在纳粹看来，鉴于这些人的身体状况以及照顾他们的沉重的经济负担，为了提高大多数人的健康水平与生活质量，他们可以被合法地牺牲掉。

这种功利主义论调在集中营里盛行，在那里，囚犯并不被视为"人"，而是被简单地作为身体材料——可以用于"医学研究"项目，旨在实现"国家利益"与"雅利安民族利益"。由于纳粹德国医生奉行功利主义的伦理原则，他们便不需要考虑知情同意问题。倘若在不经个人同意的情况下能够实现更大的社会利益，则被认为具有道德上的正当性。

战后，当这些残暴的人体实验真相在纽伦堡"医生审判"中被曝光时，保护参与人体研究项目的受试者的利益就成为国际社会的呼声。作为该审判书面裁决的一部分，战争罪法庭（the war crimes tribunal）制定了《纽伦堡法典》——这被视为第一部国际人体实验伦理准则。该法典的开头（第1条原则）只有一句话，简洁而突出：

> 受试者的自愿同意是绝对必要的。

《纽伦堡法典》进一步详细阐述了自愿同意原则所内含的其他关键要素。之后，《赫尔辛基宣言》与其他一些准则被制定出来，这些准则试图进一步明确界定"知情同意"。这些新准则的颁行很有必要，因为在未经受试者、患者知情同意的情况下就对其进行人体实验的情况仍时有发生。

在医疗保健中，知情同意是指心智健全的患者自愿同意或拒绝医疗干预的一种程序性表达。这种程序性表达建基于医疗保健专业人员就拟采取的干预措施的性质与潜在风险等方面的信息向患者进行全面披露。自主原则作为首要的伦理原则，奠定了知情同意原则的基础。知情同意原则支持并尊重患者作出决定以及选择治疗方案的权利，它还促进和鼓励患者参与医疗决策过程。自主原则强调，心智健全的成年人始终有权决定他们该做什么或不该做什么，只要行使这项权利不会侵犯其他人的类似权利。

依据伦理标准，在10号街区所签署的"同意书"缺乏自愿同意要素。女囚犯的自主权未得到尊重，她们所需的医疗条件或其他需要未被考虑。相反，显而易见的却是较严重的胁迫。

现在，胁迫在某些情况下仍然存在，尽管其并不总是以公开的方式呈现。例如，一个潜在的研究对象可能会确信，或者至少是极为乐观地认为，尽管临床试验的受益可能性很低，但或许会对个人有利。因为，参与试验或许是个人与家庭的唯一希望。

另外，当对受试者进行金钱补偿时，也会引发胁迫。有时，即使是微小数额的报酬或礼物也足以吸引人们成为受试者。如果一个人所拥有的物质资源非常有限，那么任何经济奖励对其都可以成为一种胁迫。从理论上来说，在这些情况下，人们当然有不参与试验的自由。然而，可以想象的是，对于一个失业者或者经济困窘的人来说，其参与的意愿可能会被过度激发。

虽然纳粹所开展的人体实验是最为极端的违反知情同意的案例，但实际上，所有仅仅利用人作为试验对象的行为都具有人身侵袭性。然而，即使在将纳粹罪行向全世界揭露之后，科学家们仍在未经知情同意的情况下开展人体实验。1966年，哈佛大学麻醉学教授亨利·比彻（Henry Beecher）在《新英格兰医学杂志》上发表了一篇题为《伦理学与临床研究》（Ethics and Clinical Research）的文章。这篇文章引起了人们对22个不道德的临床研究案例的关注，这些案例中，研究对象的生命处于危险之中。这些实验，包括塔斯基吉梅毒实验（the Tuskegee Syphilis Experiments）以及其他实验，都对囚犯或那些不能自由选择或作出同意表示的人实施了对他们不利的行为。

尽管人类社会已经制定了各种伦理指南、准则与指令，但长期以来，科学界与医学界却对"个人只有在自由且知情地选择参与的情况下才应被考虑作为研究对象"这一伦理原则视而不见或者加以滥用。

9.3　经父母同意的医学治疗

案例研究1

弗里德里希·S.（Friedrich S.）1937年出生于德国，他在4

岁时罹患脑膜炎，随后发展成癫痫（脑痉挛）。他的父母被劝说将其送进艾希伯格精神病院（Eichberg Mental Hospital）。该院院长在给他母亲的信中写道：

> 您儿子的情况很好。这是一个脑损伤的病例，我们还不能确定其原因，因为我们观察他病情的时间还太短。如果我们能够确定任何其他情况，或者如果您的孩子生病，我们将立即通知您。您不必担心。我们最近开始对他进行一个疗程的药物治疗。

1941年10月21日是弗里德里希的4岁生日。当天，他的父母到医院看望孩子。他们发现，他浑身布满瘀伤，并且营养不良。他的父母要把他带离医院，但是他的医生以他仍在接受治疗为由，禁止他们这样做。他们被告知一个月后再来医院探视。两周后，孩子的父亲给医院写了封信，但收到的回复是，他们的儿子弗里德里希已于1941年11月14日死亡。

案例研究2

玛戈特·E.（Margot E.）生于1941年1月28日，是一个弱智儿。在当地医生的建议下，玛戈特被送到考夫比伦精神病院（Kaufbeuren Mental Institution）。孩子的母亲被告知前五周不要探望孩子，以利于孩子适应新环境。在收到多封有关孩子健康状况的询问信后，精神病院院长终于给孩子的母亲回了信，告知她，玛戈特"精神不安，经常哭闹"。在第二封回信中，院长告诉她，玛戈特"开始玩弄东西，还说了几句话"。在同一封信中，他还写道：

> 不幸的是，我无法做到每14天就向您报告一次孩子的情况。试想一下，我们有1300名病人，如果我们每14天就要向每个病人家属报告一次病情，那我们就

没有时间开展医疗活动了。

5天后孩子死了。孩子的母亲赶到精神病院,却未被告知孩子的死因,而且她发现女儿营养不良的尸体已经被进行了尸检。

参考文献

Michel Burleigh, *Death and Deliverance. "Euthanasia" in Germany 1900–1945* (Cambridge University Press, 1994).

背 景

作为儿童"安乐死"计划的一部分,数千名患有精神、身体疾病的儿童从德国的各个诊所被送往"杀人机构",在那里他们要么被饿死,要么被施用过量的麻醉药品而死。在某些情况下,将孩子送到德国某家儿科诊所的提议来自父母。在其他一些情况下,为国家社会主义党服务的公共卫生护士与医生建议孩子接受住院治疗,他们以孩子将在这些机构得到更好、更专业的治疗为由劝说孩子的家人这样做。

当孩子们被转移到"杀人机构"时,父母通常不会得到通知,即使接到了通知,家属也往往被告知不能探视。过一段时间后,该机构的工作人员会通知家属,他们的孩子得了重病。而实际上,孩子已经死了。父母或监护人不但没有机会探望他们的亲人,还必须承担葬礼的费用。

在这些案例中,从未要求或取得过儿童的父母或监护人的同意。(有关纳粹"安乐死"计划的更多历史细节和参考资料,请参见"安乐死"案的背景)

问 题

医生在未经监护人/父母同意的情况下处置未成年患者或其他不具备法律上行为能力的患者,是否合乎伦理?

讨 论

《赫尔辛基宣言》指出，法律上无行为能力的人，无论是未成年人还是因身心障碍无法作出同意表示的成年人，除非满足以下条件，否则都不应对之施行诊断、治疗、康复或研究程序：（1）该程序对于促进该群体的健康确有必要。（2）这一程序不能在具有法律行为能力的人身上施行。如果符合这些条件，则医生/研究人员还必须依法获得合法授权人的同意。这种同意必须符合知情同意的所有常规要件。（见附录4）

与其他伦理问题一样，当涉及儿童时，原本就很复杂、尚未解决的同意问题就变得更加复杂了。我们假定父母可以为子女提供知情同意是基于他们可以为自己提供知情同意。然而，有证据表明，受过教育的、有行为能力的成年人往往没有得到充分的信息来给予有意义的同意。因此，监护人为他人说话的权利有时也会受到质疑。这往往不是因为父母、家庭成员或监护人缺乏智力或动机，而是因为涉及更复杂的因素，包括法律问题，利益冲突，疾病的性质，疾病造成的压力和焦虑，快速作出决定的需要，缺乏足够的信息，医院的可怕环境以及对医生的敬畏、信任和依赖。所有这些因素都可能使征求同意成为一种例行公事，很少有人能真正得到有意义的信息。如果病人是智障或欠缺行为能力，那么这些问题会变得更加复杂。

此外，人们有时认为，儿童本身应积极参与到同意的表达过程中。当然，关于儿童是否有能力参与医疗决策，是否有权获得信息、被倾听，以及在被认为能够胜任的情况下是否可以表达同意或拒绝，取决于他们的实际年龄。

在上述病例中，患者都是未成年人，而且被诊断患有精神病（当时，癫痫也被认为是一种精神疾病）。这些病人被送进医院并受到"虐待"，医方完全无视父母、法定监护人或病人本人的任何同意，病历也被伪造以掩盖罪行。虽然这些都是滥用父母或监护人同意的极端案例，但它们在医学史上留下了深刻教训，时时提醒我们，当病人、父母与法定监护人的权利被漠视时会发生什么。

9.4　临床研究中的功利主义

> 案例研究

在1946年纽伦堡医生审判中，一些被告医生为其在集中营开展人体实验进行伦理辩护。有些被告医生为自己辩护的理由是，为了使多数人受益而牺牲少数人的利益是合理的。

这其中就有格哈德·罗斯博士（Dr. Gerhard Rose），他是一位学术型内科医生，也是热带医学的国际权威专家，是柏林"科赫热带医学研究所"（Koch Institute of Tropical Medicine）的负责人。罗斯博士作为德国空军医疗检查员的咨询卫生员，被提升为预备役准将军衔。他还是莱昂纳多·康蒂博士（Dr. Leonardo Conti）——帝国卫生领导人、国家卫生部部长——的医学顾问。

罗斯在达豪集中营和布痕瓦尔德（Buchenwald）集中营的囚犯病人身上开展人体实验。虽然他最初对制造斑疹伤寒疫苗的潜在致命性人体实验表示反对，但是罗斯得出的结论是：

> 考虑到在东线每天有上千名德国士兵死于斑疹伤寒，在这里冒几百人的生命危险进行实验是值得的。

此外，由于罗斯发现其研究对象的死亡率低于一般囚犯的死亡率，他便认为其研究对象的存活概率实际上比其他囚犯的存活概率要大。因此，罗斯认为他开展人体实验具有正当性，理由就在于这些实验可能会提高受试者的生存概率。

第一部分　纳粹医生的历史背景

在审判中，罗斯说：

> 与获得一种能够拯救成千上万人的预防性疫苗的可能获益相比，一百人的死亡算得了什么？

参考文献

George J. Annas and Michael A. Grodin, *The Nazi Doctors and the Nuremberg Code: Human Rights in Human Experimentation* (Oxford University Press, 1992).

背　景

战争期间，斑疹伤寒在部队中流行，德国军方与民间研究人员试图开发疫苗与药物来预防并治疗这种疾病。在1941年的一次会议上，德国高级医学官员指出："由于动物试验不能为斑疹伤寒疫苗提供充分的评估，必须在人体上开展试验。"

起初，格哈德·罗斯教授反对利用囚犯进行实验的想法，但帝国卫生领导人、德国最有权势的纳粹医生莱昂纳多·康蒂博士认为，德国公众健康正受到威胁。罗斯默然接受了康蒂的主张并发起了一项小鼠肝疫苗的研究，随后便在布痕瓦尔德的囚犯身上进行试验。

在纽伦堡医生审判中，控方在驳斥罗斯的论点时遇到了困难。罗斯的辩护团队认为，盟国自认为在战争期间强制征兵服兵役是具有正当性的，尽管他们知道这些人中的许多人肯定会死于战争，但其辩护理由在于牺牲少数人来拯救多数人在道义上是公正的。此外，他的辩护团队还指出，纵观历史，西方国家的医学研究人员一直采用功利主义理论来证明对囚犯与收容人员进行危险的实验具有合理性。

作为辩护理由的一部分，罗斯还指责美国人在州监狱的囚犯身上开展强制性的疟疾实验。虽然确有这样的人体研究，但在审判现场的美国医学会伦理顾问安德鲁·艾维博士坚持认为,这些实验是自愿性的,不是强制性的。

格哈德·罗斯博士因犯战争罪与反人类罪,被判处终身监禁。经上诉,他的刑期被减为 15 年。罗斯于 1955 年出狱,于 1992 年去世。

参考文献

1. Arthur L. Caplan, *How Did Medicine Go So Wrong?* In Arthur L. Caplan ed., *When Medicine Went Mad. Bioethics and the Holocaust* (Humana Press, 1992).

2. Nuremberg Trials Project. A Digital Collection. http://nuremberg.law.harvard.edu/php/docs_swi.php?DI=1&text=overview.

3. Naomi Baumslag, *Murderous Medicine. Nazi Doctors, Human Experimentation, and Typhus* (Praeger Press, 2005).

4. Paul J. Weindling, *Nazi Medicine and the Nuremberg Trials. From Medical War Crimes to Informed Consent* (Palgrave MacMillan, 2004).

问 题

功利主义可以成为人体实验的伦理基础吗?

讨 论

世界医学会将结果论定义为,这是一种基于对不同的选择与行动可能产生的后果或结果进行分析而作决策的伦理理论。在结果论中,产生最好结果的行动就是正确的行动。当然,对于什么结果才算是好的结果,可能会有分歧。

功利主义是结果主义著名的表现形式之一。在这一哲学框架中,功利被定义为"为最大多数人带来最大利益"。根据功利主义原则,我们应该对给定的选择或行动所带来的潜在利益与危害进行测算与权衡。在临床研究试验中有时会出现这种情况：某个群体处于被伤害风险中，但是可能无任何获益，由此便会引发特定的冲突或问题。

面对临床研究给参与者带来潜在损害风险的事实，人们一致认为，无论临床研究会带来什么样可能的好处，都必须遵循健全的伦理标准。也就是说，无论结果多么好，不能仅仅因此就认可所采用的手段的正当性，因为这些手段可能会对参与者带来过度伤害。

在纳粹时代，实验对象大多是囚犯，而他们被视为低人一等、种族低劣或"过着不值得过的生活"。从纳粹的角度来看，这些人不值得或没有资格享有人权。有些人，例如集中营里的犹太囚犯，处于双重危险之中：他们不只是"低人一等"的群体，还被看作不受欢迎的人。他们被视为不享有任何权利的被捕获的研究对象，他们注定要在"最终解决方案"中被置于死地。有了一批被捕获的潜在研究对象，加上德国更强调群体健康，这就为功利主义价值观的最终试行创造了最佳时机，但结果是灾难性的。

在功利主义道德原则的指导下，纳粹医生不需要考虑知情同意。根据纳粹医学伦理学，取得受试者同意的伦理规制让位于获益，这被认为具有道德正当性。

纳粹医生利用功利主义原则为他们残忍的、不人道的实验辩护，就是这一原则如何被滥用的一个例子。临床研究人员在完全不考虑任何伦理原则（他们本应考虑）的情况下，对处于弱势地位的集中营囚犯进行实验，他们所理解的功利主义理论仅仅是他们在战后审判中使用的借口之一。

在世界其他地区，还有许多例子表明，功利主义原则被滥用于其他弱势群体身上。对这些人群进行实验的理由是，实验是

"为了获得更大的社会利益"。监狱里的被拘留者、士兵、少数民族、第三世界公民和被收容的病人往往是这种实验的受害者。在过去的 10 年里,医学文献中对发展中国家的临床研究试验进行了大量的讨论,这些讨论常常由一些制药公司引发,因为他们非常希望患有常见疾病但却未接受过药物治疗的人成为受试者。而在这些人群中开展这些临床研究的功利主义观点应当是,受试者的生存利益必须优先于参与试验的制药公司股东的与利润相关的利益。

除非考虑到功利主义决策的后果,否则功利主义原则不应作为开展人体实验的正当性理由,也不应被接受。

9.5 对通过不道德手段获取的身体器官的使用

案例研究

解剖学教授奥古斯特·赫特博士(Dr. August Hirt)是斯特拉斯堡大学(the University of Strasbourg)医学院院长。他制定了一个人类学头骨研究项目,希望能够证明雅利安人的头骨与犹太人的头骨有着确凿无疑的不同之处。为了获得对此项研究的批准、资助与支持,赫特博士与阿赫内尔贝协会(Ahnenerbe Society,这个组织的任务是对支持纳粹意识形态的研究予以资助)取得了联系。阿赫内尔贝协会的负责人是沃尔夫拉姆·西弗斯(Wolfram Sievers),他和党卫军主席海因里希·希姆莱一起批准了这个秘密项目。

该项目包括以下内容:为了证明上述假设,由赫特博士领导的纳粹研究团队决定,收集一些骨骼用于研究。他们决定从奥斯威辛集中营的因犯身上收集骨骼。1943 年 6 月,布鲁诺·贝格尔博士(Dr. Bruno Beger)——一位哲学家医生、党卫军上

第一部分　纳粹医生的历史背景

尉——挑选了 86 名活体受试者（他们的骨骼将被使用）。在奥斯威辛集中营，这些囚犯与其他囚犯被分开关押，并且彼此之间也是男女分开关押。随后，贝格尔博士对他们进行体检，并批准其为合适的研究对象。阿道夫·艾希曼负责把这些活体受试者从奥斯威辛集中营运送到纳茨威勒－斯特拉托夫集中营（Natzweiler-Struthof Concentration Camp）。

1943 年 7 月，受试者们一到达纳茨威勒就被剥光衣服，赤身裸体地被推进毒气室毒死。他们的尸体被迅速地运到斯特拉斯堡的赫特解剖研究所（Hirt's Anatomical Institute）。尸体被存放在特别设计的容器里，而事实上，尸体在那里被放置了 1 年多而未被触碰过，对其头骨的测量从未进行过。

随着盟军向德国挺进，这些赤裸的尸体被法国军队发现。法国人拍下的尸体照片被用于后来的战争罪审判中。赫特博士被法国军队逮捕并监禁，他于 1945 年 6 月 2 日自杀。西弗斯在纽伦堡医生审判中被判犯有医疗罪，并被处以绞刑。

2005 年 12 月 11 日，一座镌刻着 86 名遇难者姓名的纪念碑在位于法国克洛南堡犹太人公墓（Cronenbourg Jewish Cemetery）区域的斯特拉斯堡医院解剖研究所揭幕，来自萨洛尼卡（Thessalonica）、伦敦、德国、以色列和法国的赫特试验项目的遇难者亲属出席了揭幕仪式。牌匾上写着：

> 记住他们，这样医学才不会堕落。

背　景

利用死囚犯和/或被处决者的尸体进行解剖、图示和解剖学研究在人类历史上是一个漫长的篇章，可以追溯到公元前 300 年埃及的希罗菲卢斯（Herophilus）。在中世纪，由于宗教教条禁止亵渎身体，人们为获取医疗知识或进行艺术临摹，经常使用非法手段获取尸体。在17世纪和18世纪,尸体的唯一合法来源是被处决者。

随着医学专业的发展和医学院校的建立,医学研究对尸体的需求越来越大,对尸体的采集也需要新的立法。在美国,马萨诸塞州带头在19世纪30年代颁布法律,允许将无人认领的尸体用于解剖研究。随后,其他一些州通过立法,允许将医院、精神病院和监狱中无人认领的尸体用于医学研究。

1908年,狂热的德国优生学家尤金·菲舍尔(Eugen Fischer)抵达被德国占领的西南非洲(现在的纳米比亚)。在那里,德国军队把许多当地人关在集中营里,然后将被处决的囚犯的尸体运到德国进行解剖。菲舍尔于1913年发表了题为《雷霍博斯死杂种》(Die Rehoboth Bastards)的论文,试图证明当地居民的种族低劣性。这篇文章在德国产生了巨大的影响。1921年,菲舍尔与埃尔文·鲍尔(Erwin Baur)、弗里茨·伦茨(Fritz Lenz)合著出版《人类遗传与种族卫生原则》(*The Principles of Human Heredity and Race Hygiene*)一书,这是希特勒在《我的奋斗》一书中的参考文献之一。可见,菲舍尔对纳粹种族主义学说产生了至关重要的影响。1927年,他成为柏林凯撒威廉人类学、人类遗传学与优生学研究所所长,其主要工作是为反犹太主义提供生物学基础。

在纳粹德国,大学由帝国科学、教育和文化部(Reich Ministry for Science, Education and Culture, REM)直接管理。该部负责解除"非雅利安人"教员职务,并使科学与国家社会主义学说保持一致。REM负责医学院的解剖机构,包括尸体供应。1877年,普鲁士法律和其他法律赋予解剖机构在亲属不认领尸体的情况下,使用被处决者尸体进行解剖的权利。这些法律在1933年、1939年一再得到加强。解剖学家对"需要告知家属"

这一规定有所抱怨，因此在 1943 年，法令规定不必征得被处决者家属的同意就可以实施尸体解剖。此外，法律还禁止将犹太人、波兰人和因叛国罪被处决者的尸体交给其亲属。

每一个行刑地点都配有解剖机构，这些机构都会被告知行刑情况，并且高效地将尸体转移给解剖学家。当时，在德国、奥地利、捷克斯洛伐克和波兰共有 31 个解剖部门。解剖学家中有很高比例的人是纳粹党的成员（医生也是如此），其中许多解剖学家在医学院教授种族卫生课程（作为常规课程的一部分）。斯特拉斯堡医学院院长奥古斯特·赫特是党卫军军官，曾为纳粹政权开展了多项医学研究项目。这些项目为优生思维寻求支持，并发展成为"种族战争"的组成部分。除"骨骼"收集项目外，赫特还在纳茨威勒集中营的囚犯身上开展"芥子气致死"医学实验。

乔安·保罗·克莱默（Johann Paul Kremer）是奥斯威辛集中营的解剖学教授，他参与了相关研究项目，并致力于研究饥饿对人体的影响。在这些研究中，他对挑选的囚犯在行刑前进行心内注射苯酚，并采集他们的尸体组织。克莱默于 1947 年 11 月至 12 月在奥斯威辛集中营受审，被证实犯有战争罪并被判处死刑。后来，他被改判为无期徒刑。

参考文献

1. Alfred Pasternak, *Inhuman Research: Medical Experiments in German Concentration Camps* (Akadémiai Kiadó, Budapest, 2006).

2. Alexander Mitscherlich and Fred Mielke, *Doctors of Infamy. The Story of the Nazi Medical Crimes* (Henry Schuman, 1949).

3. Benjamin Madley, From Africa to Auschwitz: How German South West Africa Incubated Ideas and Methods Adopted and Developed by the Nazis in Eastern Europe, *European History Quarterly*

(2005), 35(3).

4. 关于第三帝国时期解剖学研究现状的补充阅读, See S. Hildebrandt and C. Redies (Eds.), Anatomy in the Third Reich, *Annals of Anatomy*, 2012, Vol. 194, Issue 3.

问　题

我们能否将通过不道德手段获得的身体组织用于医学研究或其他研究？

讨　论

该案例对将身体、身体组织用于治疗、研究或其他医学目的的做法提出了疑问。

以往的立法［例如美国 1968 年的《统一解剖捐赠法案》（Uniform Anatomical Gift Act）］宣布，遗体捐献是一项基于捐赠者自由选择的权利。据此，捐赠者的意愿应当得到尊重，即使其家庭成员和近亲属可能会反对捐赠。1987 年修订的《统一解剖捐赠法案》禁止买卖用于移植的人体器官和组织。

然而，无论是过去还是现在，这个领域都存在相当范围的灰色地带，医生和科学家在获取、保存和使用人体组织时并未考虑伦理问题。

近年来，随着需要血液与人体组织样本的临床研究的不断扩大，以及可以通过个人体征数据来复原的个人信息的快速增长，人们高度关注对身体组织的合法拥有、尊重处置、知情同意和生物隐私等问题，伦理审查与更严格的审视也广为人们所接受。例如，对人体组织的治疗性使用（从输血到胎儿脑细胞移植等），无论是现在还是将来都会引起争议。

若对获取人体器官与组织给予经济激励就会违背自愿捐赠这一伦理要求，也与正义原则相背离。世界卫生组织（WHO）和

第一部分　纳粹医生的历史背景

世界医学会（WMA）宣布，人体器官买卖是对"人权"与"人的尊严"的侵犯，应予以禁止。不过，诉诸治疗利益，成为当下可以利用人体组织的最为令人信服的方式。然而，"科学"诉求却显得模棱两可，似是而非。在一些人看来具有"科学有益性"的做法，而在另一些人看来则可能意味着非人道。有关教育所必需（比如医学生对人体尸体的需求）这一说法处于中间地带，在一定程度上被人们接受，因为某些医学实践，如解剖，已经被训练有素的从业者假定的治疗利益证明具有合理性。

我们不禁要问：为什么纳粹德国的解剖学家会这样做？他们为什么要教授种族卫生学课程，践行种族卫生政策，并利用纳粹受害者的尸体进行解剖？当时，囚犯的尸体在他们的研究与职业生涯中都是一笔宝贵的财富。纳粹法律以及由战争所加剧的对人性的漠视，为纳粹解剖学家提供了一个难得的机会来"检验"他们的种族主义理论。他们毫无忌惮，也不受限制。受试者只是被简单地当作数据，基本的人类尊严或伦理原则则完全不被考虑。

纳粹政府最初遵循德国和许多其他国家的既定解剖学传统来提供受试人体。纳粹政权重申了这些做法，但是鉴于集中营系统和医疗机构能够提供的受试者（与尸体）数量几乎是不受限制的，因此也从根本上扩大了这种做法的范围。当时，种族卫生学在德国是被认可的一门科学。即使医生与研究人员对纳粹政策有疑问，他们也大多保持沉默。这些纳粹医生和解剖学家的选择和行动因被认为促进了德国人民的健康而具有正当性，而且这种认知在纳粹德国的文化框架内，是合乎伦理道德的。

今天，出于各种目的收集、储存和使用人体组织已成为西方生物医学界的普遍做法。然而，历史清晰地提醒我们，实践通常表达文化价值观（无论是公开的还是隐藏的），而文化价值观在不同的人群中和不同的时代背景下有很大的差异。为科学利用人体组织而制定实用、公平、人道与理性的伦理准则，要求我们考虑多元社会背景下信仰与实践的多样性。此外，至关重要的是，所有社会都应当尊重人（无论是生是死），并对在医疗与研究实践中的具体做法严加监管，以免非人道或者伤害事件的发生，而这无关乎种族、性别、意识形态或阶级上的区别对待。很明显，在上述的纳粹实验中缺乏这些伦理考量，并且这种不道德行为的部分合理化可以得到文化价值观上的解释。

9.6　伪造病历

案例研究

亚当·扎查尔斯基（Adam Zacharski），原 18293 号囚犯，受雇于奥斯威辛集中营的囚犯"医院"。现摘录他的一段证词：

> 我在这家医院工作——确切地说，我是在一家虚假病历制作工厂工作。我们遵照党卫军当局与集中营长官办公室的命令填写虚假死因。死因……如下：自然死亡、毒气致死、注射致死。我想强调的是，所有这些人都被伪造成医院的病人……有四名囚犯在书写假证的技巧上已达到完美。他们每人手里都有一本小册子，里面有多达二十种较为复杂的疾病的病症介绍。然后，他们利用一本德国教科书《内科学》（Innere Modizin），伪造各种类型的疾病及其病程与症状……
>
> 病史记录始于病人入院之时，包括其体温、疾病症状、服用的药物和接受的注射……有些病例既滑稽又悲惨。我记得有一次，120 个小男孩来到营地，他们是 8

岁、12 岁和 14 岁的孩子，来自扎莫斯（Zamosc）地区。孩子们被送到主营地，而他们的父母则被留在比尔肯豪（Birkenhau）。我想起了一个悲惨的时刻，那是一个囚犯的临终时刻，伪造病历的人在选择诊断时犯了一个错误，一个 8 岁的孩子被诊断为"老年性衰老"……

参考文献

Irena Strzelecka, Voices of Memory Series, Volume 3. *Medical Crimes: The Hospitals in Auschwitz* (Auschwitz-Birkenau State Museum in Oswiecim, Oswiecim, 2008).

背 景

伪造病历并非始于奥斯威辛集中营，这是纳粹在实施儿童与成人（T-4）"安乐死"计划时确立的做法。这种意在掩盖病人真实病情与死因的不道德的、非法的做法，从医院被移植到集中营。很多负责"安乐死"项目的医生与管理人员，也负责集中营的相关规划、实施和实践。

那些被分配到奥斯威辛-比克瑙医院办公室的被选中囚犯的很多信息资料被要求保存，这有助于党卫军医生的监督和选择。纳粹还为伪造病历提供文件依据，为奥斯威辛集中营以及其他监狱与集中营所实施的种族灭绝行为提供掩饰。

囚犯"记录保管员"保存着患病囚犯与出院囚犯的记录。然而，他们最重要的任务是为死在医院或其他地方的囚犯（包括被枪决的囚犯、死于酷刑或人体实验的囚犯，以及那些被毒气毒死或被注射药物而死的囚犯）制作遗书。

这些档案记录通常会列出一个虚构的或根本不存在的死因。死因取自党卫军医生特别为文书工作人员准备的疾病清单，包括心脏病、肺炎、败血症、冠状动脉功能不全等。几乎所有的病历资料都对病程作了详尽、虚构的描述,而且通常还会作如下记录:囚犯抵达集中营时已病入膏肓,虽经全力救治,终难以幸存。囚犯被集中杀害后,在伪造的死后文件中,这些死者的死亡日期会被延长几个星期,在这段时间里每天都有不同数量的囚犯死亡。

在1946年的纽伦堡医生审判中,一名目击证人表示,如果不是纳粹失败而使真相揭露,人们在研究囚犯的疾病史和治疗方案时,可能会得出这样的结论:奥斯威辛集中营是具有良好的环境、卫生与医疗实践的典范,在那里,囚犯所得到的照顾体现了科学与医学的最新成就。

参考文献

Irena Strzelecka, Voices of Memory Series, Volume 3. *Medical Crimes: The Hospitals in Auschwitz* (Auschwitz-Birkenau State Museum in Oswiecim, Oswiecim, 2008).

问　题

伪造病历合乎伦理吗?

讨　论

上述案例(即纳粹医生伪造病历)是一个揭示集中营里的纳粹医生违背医学伦理与道德的极端案例,这反映了纳粹医生违背医德以及集中营医院"医疗氛围"的一个侧面,同时也是违背医学伦理的一个例证。

故意更改、伪造或销毁病历之举,即便未对患者造成实际伤害,也是违反医学伦理的行为,并被视为具有严重法律后果的医疗过错行为。病历被视作私人文件,从伦理与法律的角度来看,应该保证其记录的准确性,即使在医疗过程中出现错误,也必须如实向患者或其家人披露,且不得篡改病历记录。披露错误具有正当性,首先为维持医患之间的信任关系所必需,再者可能有助于减少未来的医疗错误。

医学界不应通过伪造医疗记录来掩盖医疗错误或粉饰医疗行为。

9.7 是否可以使用来自纳粹医生的数据?

> **案例研究**

爱德华·彭科夫(Eduard Perknopf)于1912年从维也纳医学院获得医学学位,并在第一次世界大战期间在军队中当了1年的医生。1933年,已经成为一名医学教授并担任维也纳解剖研究所所长的他加入了纳粹党。1年后,他加入了突击队。在整个纳粹时代,他都是纳粹的狂热支持者。彭科夫博士于1943年被任命为维也纳大学校长。他还编纂出版过《局部解剖学与应用解剖学图集》(Topographische Anatomie des Menschen,以下简称《彭科夫图集》,这是历史上较为杰出的解剖学编著之一)。《彭科夫图集》由七卷组成,展示了800多幅人体绘画。无论是从医学还是从艺术角度来看,这部作品在解剖图例展示上都取得了最高成就。

彭科夫于1933年开始编纂解剖学图谱集,这部作品在他去世之后的1955年完成。他聘请艺术家为该书绘制插图,其中很多艺术家也是纳粹的狂热支持者。这些艺术家包括埃里希·莱皮尔(Erich Lepier)、弗兰兹·巴特克(Franze Batke)和卡尔·恩特雷瑟(Karl Endtresser),他们经常使用纳粹图标作为本人所绘制的解剖图的署名,以表明他们对纳粹事业的忠诚。埃里希·莱皮尔的署名通常是纳粹党徽;卡尔·恩特雷瑟在他绘制的一幅图中用"SS"作为署名,他这幅图展示的是一名接受过包皮环切手术的男性的股部解剖图；弗兰兹·巴特克在一幅颈部解剖图上的署名是，在其姓名后面加一个"SS"符号。这些只是在这部德语版著作中出现纳粹标志的几个例子而已。

1938年，德国吞并奥地利之后，彭科夫博士被任命为维也纳大学医学院院长，同时也是维也纳医生协会官方杂志的主编。战后，他虽然没有被判处任何罪行，但被监禁3年。从监狱获释后，彭科夫被剥夺了所有职务，但仍在继续制作他的图集。他于1955年去世，他的解剖学图集的最后一卷在其死后出版。

这本书的最新版本包含了与之前相同的插图，但大部分纳粹图标已被删除或签名已被修改。如果学生或外科医生使用最新版的《彭科夫图集》，将无从获知爱德华·彭科夫以及绘制图集的艺术家们对纳粹的支持。

背　景

战后几十年来，关于彭科夫的个人历史或他的图集渊源，几乎无人提及。在20世纪60年代初期，插图上的纳粹党徽图标被去除，《彭科夫图集》也被翻译成多种语言出版。

1990年，《新英格兰医学杂志》对《彭科夫图集》作出如下评论，"这本杰出的著作对解剖学家和外科医生来说应该很有价值"，"它属于另类，但即使其因极其高昂的价格以及大量血腥的细节不适合让医学生购买，其仍有作为参考书的价值"。《美国医学会杂志》（*Journal of the American Medical Association*）也在1990年发表评论指出，该图集是"解剖学图集中的经典之作"，它"将对耳鼻喉科医生、整形外科医生、头颈外科医生、眼科医生、口腔外科医生和骨科医生最为有用"。

我们可以在世界各地的主要医疗中心找到《彭科夫图集》。无疑，数十年来，这本经典的解剖学图集对于训练、帮助众多的解剖学家、外科医生以及其他学科的医生发挥了巨大作用。

第一部分　纳粹医生的历史背景

1985年,杰拉尔德·魏斯曼(Gerald Weissman)发表了一篇关于彭科夫"国家社会主义和科学"言论的文章,重点介绍了彭科夫满怀罪恶的国家主义与种族主义色彩的卫生言论,还描述了当时其他纳粹医生的恶行。1988年,大卫·威廉姆斯(David Williams)写了一篇关于《彭科夫图集》历史的文章,揭示了彭科夫政治活动的详尽生平。1995年,收录在《内科学年鉴》(the Annal of Internal Medicine)中的一篇文章追溯了维也纳大学在1938年的历史,该文详细介绍了彭科夫当时开展的行政与政治活动,并记述了他出版解剖学图集方面的专业工作。据说,这本图集包含了在维也纳一家医院被杀害的儿童的资料,彭科夫解剖学研究所将被处决者的尸体用于教学。

这些文章以及对这一主题的进一步研究,促成了以色列犹太大屠杀纪念馆(Yad Vashem)于1995年正式请求维也纳大学对《彭科夫图集》的背景进行官方调查。

以下的这篇文章引发了当下关于《彭科夫图集》的争议。1996年11月,JAMA的编辑收到了一封信,这封信由哥伦比亚大学牙科外科学教授霍华德·以色列(Howard Israel)博士与多伦多大学家庭和社区医学教授威廉·塞德曼(William Seidelman)博士共同署名。他们特别指出,该书中的一些插图显露出对纳粹的支持之意(例如,在艺术家的签名中含有纳粹党徽标志与"SS"字母)。他们在信中称,《彭科夫图集》是整个医学界滥用医学职责的悲剧时代的例证。

维也纳大学委员会于1998年10月1日发布了终结性调查报告,现摘录该报告中的部分内容如下:

> 解剖研究所收到了至少1377具被处决者的尸体,其中包括8名犹太裔受害者的尸体……根据1939年2月18日颁布的一项法令,被处决者的尸体被分配到最

近的大学解剖系用于研究和教学。没有证据表明尸体是从毛特豪森（Mauthausen）集中营被送到维也纳解剖系的……人们质疑该书中的一些插图原型可能是战俘或犹太受害者，主要是受到持批判性态度的观察者的影响。然而，在这些案件中，调查既无法证明，也无法反驳这些质疑。由于对标本的系统化匿名处理，现在似乎不可能最终澄清这种质疑。

实际上，纳粹医生严重滥用权力的行为是有据可查的。在第二次世界大战期间，纳粹对无辜民众犯下了不可告人的罪行。其中一些罪行就是处决，而另一些罪行则是在日常生活中或纳粹医学实验中对受害者施加日复一日的折磨和摧残。纳粹医学实验成为当今尖端医学领域中的一个主要争议，人们对于是否应该将纳粹从未经同意的囚犯与其他人员那里所获得的数据用于更新特定领域的医学知识疑虑重重。例如，西格蒙德·拉舍尔（Sigmund Rascher）博士主持的臭名昭著的达豪低温实验并不是一个精神错乱的疯子在被隔绝的集中营里的工作，拉舍尔的实验涉及将集中营里的囚犯浸入冰水中，这些研究被列入德国空军的研究项目。至今，拉舍尔的低温实验结果还在医学文献中被引用。

德国医学界还将希特勒时代的谋杀作为利用死者遗骸的好机会。尸体被定期从盖世太保监狱的执行室运送到大学的解剖机构。今天我们知道，所有德国医学院的解剖系都曾无一例外地自愿、毫不犹豫地接受过这样的尸体供应。

目前，关于第三帝国时期德国解剖学家的道德角色以及他们对被处决者尸体的使用等方面的研究越来越多。

第一部分 纳粹医生的历史背景

参考文献

1. Michel C. Atlas, Ethics and Access to Teaching Materials in the Medical Library: The Case of the Pernkopf Atlas. *Bull Med Libr Assoc.* 89(1): 51 – 58(January 2001).

2. Robert L. Berger, *Nazi Science*: *Comments on the Validation of the Dachau Human Hypothermia Experiments.* In Arthur L. Caplan, *When Medicine Went Mad. Bioethics and the Holocaust* (Humana Press, 1992).

3. S. Hildebrandt, Anatomy in the Third Reich: Outline, Part 1. National Socialist Politics, Anatomical Institutions and Anatomists. *Clinical Anatomy* 22: 883 – 893(2009).

4. S. Hildebrandt, Anatomy in the Third Reich: Outline. Part 2: Bodies for anatomy and related medical disciplines. *Clinical Anatomy* 22, 894 – 905(2009).

5. Howard A. Israel, William E. Seidelman, Nazi Origins of an Anatomy Text: The Pernkopf Atlas. *JAMA* 276(20): 1633(1996).

6. S. Hildebrandt and C. Redies(Eds.), Anatomy in the Third Reich. *Annals of Anatomy* 194, Issue 3(2012).

问 题

使用纳粹医学数据是否合乎伦理?

讨 论

"彭科夫"案例研究涉及解剖图集的使用,这部图集含有纳粹罪行受害者的图像。这部书早在可以获得其他来源的解剖图像之前数十年就已出版,并被用于许多医学教育机构(如果不是绝大多数的话)。因此,多年来这本经典的解剖学图集对医学专业的重大贡献仍然是毋庸置疑的。然而,对爱德华·彭科夫以及绘制插图的艺术家们背景的探索,特别是对何以产生这部作品的追问，提出了与今天极为相关的生物医学伦理学方面的重大问题。本案例引发的一些问题是：确定《彭科夫图集》中所涉及的受试者的来源是否重要？使用这些受试者的信息是否合适？我们如何处理通过不道德手段获得的研究数据？

在这场道德辩论中，有很多不同的观点：

（1）当《彭科夫图集》和其他数据被适当地应用于医学研究与教育时，可以不受任何限制或审查。至于当时是如何获得尸体的，现在我们无法查证。科学知识的获取常常发生在并不理想或并不合乎伦理的情况下（例如战争）。当下，在使用这本图集时可能会带来一些好处或利益，例如挽救生命或使外科医生能够更熟练地施行手术。

（2）这些数据可以用于研究和教育，但要受到一定的限制与审查。例如：a. 可用于调查相关问题；b. 在纪念受害者时，可以使用；c. 在新版书中注明彭科夫以及他的解剖学图集的历史背景；d. 确立限制性审查制度（例如，本书不能被公开摆放）。

（3）一些人则认为，如果不使用这些数据，就意味着我们任由大屠杀否认者强化他们的主张，与此同时，也意味着我们对那些无辜的人体实验受害者的淡忘。人们相信，通过公布这些数据，不仅可以证明这些暴行确实发生过，而且可以使人们铭记教训，并警醒人们防止此类悲剧再次发生。一些人觉得，通过使用这些数据，可以对受害者的献身聊表纪念之情。

（4）一些实验的幸存者认为这些数据应该被使用，而且既然他们是受害人，他们可以为那些没有他们那么幸运的人说话。

（5）另一些人可能会争辩说，科学的真正目的是通过减轻痛苦和提高生活质量来为人类服务。纳粹实验和解剖图集的例子呈现的是在未经任何形式同意的情况下使用不道德手段对受试者的残酷折磨。支持这一观点的人士指出，科学和伦理是密不可分的，如果科学数据是医生在违背伦理规范、导致极为强烈的人类痛苦的研究中获得的，其将不可能获得正当性辩护。

（6）一些人会认为，研究者（本案中是艺术家）的道德和伦理背景是医学实验中的一个重要因素。他们会说我们应该"把工作和人分开"，其他人会说我们永远不应该把工作和人分开。

（7）其他人会进一步争辩说，利用纳粹罪行所产生的科学数据为此类违反生物医学伦理的行为的重演创造了环境，在这种环境中，以推进科学研究为名而开展不道德的医学实验有着进一步的潜在理由和论据。

（8）还有一个引起关注的问题是纳粹实验的科学有效性。

（9）此外，不使用这种数据的理由是，为了保证所做实验的正确性，实验必须能够重复。但是，纳粹的残酷实验几乎不可能复制，特别是考虑到病人所处的状态。

10. 医生与酷刑

案例研究

乔治-安德烈·科恩（Georges-André Kohn）于1932年4月23日出生在巴黎。1944年8月，他被送往奥斯威辛集中营，关押在第11号兵营。除他之外，该兵营还收容了19名来自欧洲各地的其他犹太儿童（年龄在5岁至12岁之间），纳粹医生计划利用这些儿童进行医学实验。

1944年11月下旬，当苏联红军向奥斯威辛挺进时，乔治和其他19名儿童被送往汉堡附近的纽恩加姆（Neuengamme）集中营。在纽恩加姆，党卫军医生库尔特·海斯迈耶（Kurt Heissmeyer）对这些儿童进行了残忍而可怕的医学实验。最初，他让孩子们感染上一种致命的肺病——肺结核。圣诞节前，所有的孩子都得了重病。乔治的身体特别虚弱，无法自行站立，法国籍囚犯医生和荷兰籍囚犯护士后来报告了这一点（他们自己也是囚犯）。这些囚犯医生和护士照顾、医治孩子们，化身为他们的父母。

海斯迈耶医生随后切除了这些孩子的淋巴结，因为他认为这些淋巴结含有人体产生的可以预防结核病的特定物质。在他把孩子们的淋巴结全部切除后，这些淋巴结被拍照留存。随后，孩子们举起手臂向摄像机展示他们的手术疤痕。

1945年4月，随着战争迅速地走向尾声，党卫军的医生和纽恩加姆集中营的领导人担心，如果他们的暴行被发现，他们将受到盟军的惩罚。为了掩盖他们的医学实验，党卫军领导把孩子们和他们的护士带往布伦豪斯·达姆（Bullenhuser Damm）地区的一所学校（布伦豪斯·达姆隶属于汉堡市，已被炸毁与荒弃）。1945 年 4 月 20 日，党卫军在学校的地下室吊死了所有的孩子，孩子们的尸体被装载到卡车上，送回纽恩加姆火化。17 天后，欧洲战争结束。

背　景

库尔特·海斯迈耶在马尔堡（Marburg）学习医学时加入了一个名为阿米尼亚的反犹兄弟会（Anti-Semitic fraternity called Arminia）。1933 年，他获得行医执照，成为柏林奥古斯特维多利亚医院（Auguste-Victoria Hospital）的一名实习医生。1937 年，海斯迈耶博士加入了纳粹党，1 年后，他被任命为霍亨利钦（Hohenlychen）健康疗养中心的高级医师。霍亨利钦是红十字会在柏林北部乌克马克（Uckermark）经营的一家健康疗养中心，海斯迈耶最终成为该疗养中心的助理主任。

为了实现成为医学教授的目标，海斯迈耶提议进行结核病实验。尽管他对这种疾病的了解非常有限，但他与纳粹圈子有着密切的联系，并获准对集中营囚犯进行实验。1944 年 6 月，他开始在纽恩加姆进行实验。最初，他用一株活结核杆菌在成年人身上进行实验，后来利用儿童作为实验对象。每周三，他都会从霍亨利钦出发，驱车 165 英里前往纽恩加姆，对在那里开展的囚犯人体实验进行监督与指导。

虽然只有 32 次成人实验的医疗记录得以保存，但据信海斯迈耶在 100 多人身上进行了实验。接受实验的儿童是从奥斯威辛集中营挑选出来的 10 个女孩儿和 10 个男孩儿，年龄从 5 岁到 12 岁不等。孩子们是被用火车运到纽恩加姆集中营的，历经 2 天的路程。海斯迈耶给每个孩子分配了一只豚鼠，然后给孩子与豚鼠都注射相同的杆菌。尽管只是皮下注射结核杆菌，但是1个月后，所有的孩子都生病了。

孩子们的病情不断恶化，海斯迈耶认为，观察孩子们的腋窝腺体对细菌的反应会有益处。由于他不是外科医生，海斯迈耶便命令一名捷克籍囚犯外科医生博古米尔·多克利克（Bogumil Doclik）对这些孩子们进行淋巴结切除手术。这些残酷的手术是在局部麻醉下进行的，伤口是敞开的，且不予缝合。手术后一周，伤口里的包扎物被取出。在两周的时间内，每个孩子都接受了双侧腋窝淋巴结取样。腺体被保存在福尔马林溶液中，当所有的操作都完成后，这些标本被送往病理学家那里。

手术完成后，孩子们变得越来越虚弱，他们仍然被关在兵营里。海斯迈耶面临着一个难题：如何处理这20名病危的犹太儿童？为了隐藏证据，他决定谋杀这些孩子。在阿道夫·希特勒生日的那天晚上（1945年4月20日），孩子们被吊死。

海斯迈耶博士于1945年4月21日逃离霍亨利钦，他最终定居在马格德堡（Magdeburg），成为一名肺病专家。18年来，他作为德国唯一一家私人结核病诊所的主任，获得了成功。1966年，他在包岑（Bautzen）被判处无期徒刑。14个月后，他因心脏病发作而死亡。

尽管最初的阻力很大，但是最终一所位于布伦豪斯·达姆的学校被定为被谋杀儿童纪念馆。现在，这所学校被称为"雅努什·科扎克（Janusz Korczak）学校"（以一名犹太医生的姓名来命名的学校）。雅努什·科扎克曾主管一家华沙孤儿院，于1942年8月在特雷布林卡（Treblinka）集中营与他的孤儿一起被谋杀。

参考文献

Gunther Schwarberg, *The Murders at Bullenhusen Damm. The SS*

Doctor and the Children (Indiana University Press, 1980).

问 题

医生参与酷刑是否合乎伦理?

讨 论

在纳粹时代,医学伦理常常被种族主义意识形态以及政治、经济和军事方面的权宜之计所取代。纳粹世界观使酷刑和消灭体弱者、智障者,甚至健康者的行为被合法化。酷刑的原理和方法通常都是由医生提出来的,一些医生也积极参与酷刑。这一点在纳粹不人道的医学实验中尤为明显,在这些实验中,成千上万的受害者被致残、杀害。

在国际社会的认知中,虽然半个多世纪前纳粹犯下的暴行可能是最突出的侵犯人权行为,但酷刑和其他不人道行为至今仍在发生。在许多国家,酷刑仍然得到辩护并被实施;在全球"反恐战争"中,酷刑甚至被视为一种必要的恶。虽然很难想象医生如何与酷刑联系在一起,但有证据显示,在世界上的一些地方,医生参与酷刑的情况至今仍在发生。医生受训是为了减轻痛苦和拯救生命,而酷刑涉及故意施加痛苦(有时甚至达到死亡的程度),那么医生参与酷刑何以自洽?

医生在很多方面会接触到酷刑。无论是在监狱、拘留中心还是在医院,酷刑受害者通常都需要医疗照顾。医生往往是酷刑案件的第一道侦查线,因为他们是第一个对受害者进行检查的人。实施酷刑的人有时会寻求医生的帮助和咨询。来自各国的报告表明,酷刑实施时经常有医生在场,医生时不时地充当酷刑实施的医疗顾问或监督员。在酷刑实施期间,医生们还利用其专业知识为维持受害者的生命或清醒状态而提供医疗措施。酷刑实施后,医生被要求提供医疗报告,在某些情况下还被要求伪造医疗记录。

酷刑通常发生在监狱、拘留中心和军事机构，因此，狱医、警医和军医是最有可能接触酷刑案件的医生。

医生卷入酷刑的原因可能有很多，包括职场忠诚、暴力威胁、宗教、意识形态或民族信仰，在少数情况下，甚至可能是出于施虐癖。医学中的伦理问题很少能有非黑即白、非对即错的解决方案，然而在涉及酷刑的情况下，我们却很有可能接近确定性。医生只要参与酷刑——无论以何种形式参与、参与的程度如何——就是对医学伦理的背离，这一点在所有国际和区域的人权标准中都以确立。

有证据表明，大多数医生总是试图以患者的最佳利益为出发点。他们觉得酷刑令人憎恶，不想以任何方式协助或参与酷刑。尽管如此，一些医生可能会发现自己处于被强迫采取违反医学伦理原则的行为情境中。

所有医生都应该拒绝参与酷刑。然而，必须认识到，在巨大的压力下，将拒绝的责任完全推给医生可能导致决断的艰难。如果以医学界和法律界的集体力量来支撑，那么医生拒绝参与酷刑将变得容易得多。

11. 医生参与种族灭绝

案例研究

伊姆弗里德·乔治·罗尔夫·埃贝尔（Imfried Georg Rolf Eberl）于1910年出生于奥地利布雷根茨（Bregenz, Austria），他在因斯布鲁克（Innsbruck）开始医学学习生涯，并于1931年加入纳粹党。从医学院毕业后，他来到德国德索（Dessau, Germany），并主管公共卫生事务。尽管埃贝尔博士在精神病学方面的受训有限，但1939年，他还是被任命为勃兰登堡监狱（这所监狱被改造成为首个"T-4安乐死"场所）的负责人。

在勃兰登堡期间，埃贝尔博士负责组织和实施针对精神病患者的"安乐死"计划。随后，他被任命为伯恩伯格精神病院（Bernberg Psychiatric Hospital）院长，在那里他再次被指派建立一个"安乐死"计划项目，包括用毒气杀人。埃贝尔博士在维护该项目的保密性方面也发挥了重要作用，包括伪造死亡记录。在"T-4安乐死"计划实施期间，勃兰登堡监狱的9772名患者和伯恩伯格精神病院的8601名患者基于"安乐死"规范被杀害。在长达18个月（1939—1941年）的T-4计划中，被害者共计70273人。

1942年4月，埃贝尔博士被指派管理特雷布林卡集中营的建设，这是一个专门为实施大规模屠杀犹太人而建造的死亡营地。1942年7月23日，第一批从华沙犹太人区被运来的犹太人抵达特雷布林卡，紧接着每天都有数十万毫无戒备的受害者通过火车被运抵该集中营。1942年8月下旬，埃贝尔博士被免除在特雷布林卡的职务，因为尽管他建立起记录有被杀人数量的杀人档案资料，但他被指控在处理尸体方面效率低下。

据估计，在埃贝尔博士主管特雷布林卡集中营的六周内，有28万人在此处被谋杀。自1942年7月到1943年11月，在特雷布林卡杀人中心被杀的人数在87万到92.5万。

1944年，埃贝尔博士加入了德国国防军，战争期间他一直留在国防军里。他于1948年1月被捕，于1948年2月15日在牢房内上吊自杀。

参考文献

1. Rael Strous, Dr. Irmfried Eberl (1910 – 1948): Mass Murdering MD. *IMAJ*, Vol. 11, April (2009).

2. Yitzak Arad, *Belzec, Sobibor, Treblinka*: *The Operation Reinhard Death Camps* (Indiana University Press, 1987).

背 景

T-4行动是首个国家社会党推行的谋杀计划，针对包括智障人士和先天性疾病患者在内的德国公民。这些人都被认为"不配活下去"并对国家造成经济负担。这项"安乐死"计划为实施高效的大规模谋杀，最先建立起组织人员与规程以及官僚体制与科学机制。

一些医生和专业技术人员在德国积累了谋杀精神病患者的经验，他们后来被派往"灭绝集中营"（主要位于波兰）负责监督和实施对犹太人、吉卜赛人的种族灭绝行动。这些集中营包括切尔姆诺（Chelmno）集中营、贝尔泽克（Belzec）集中营、特雷布林卡集中营、马贾内克（Madjanek）集中营和奥斯威辛集中营。

医生参与种族灭绝的方式多种多样。一些医生（例如伊姆弗里德·埃贝尔博士）负责建立、组织和管理灭绝设施；一些医生充当化学家、其他科学家与工程师的顾问，监督并完善专业化的谋杀技术（如注射、饥饿或毒气）。

医生决定囚犯的"生死选择"。无论是刚被送到集中营的囚犯，还是已经在集中营待了数天、数周、数月，甚至（在某些情况下）数年的囚犯，他们的生死都由医生来决定。医生决定哪些囚犯适合工作，哪些囚犯应该被送到毒气室。医生就如何让"选择"顺利进行下去提供建议。而且，他们就火葬场的有效运作提供咨询，他们确定受害者的虚构死因，并负责伪造死亡记录。在许多情况下，纳粹医生实施致命性注射或指导护士进行谋杀。此外，医生还负责发起和实施野蛮的、残暴的、不人道的人体实验。

医生参与了实际的谋杀过程，从对受害者身份的确认到对其尸体的解剖。

参考文献

1. Robert J. Lifton, *The Nazi Doctors. Medical Killing and the Psychology of Genocide* (Basic Books, 2000).

2. Robert N. Proctor, *Racial hygiene*: *Medicine under the Nazis* (Harvard University Press, 1988).

问 题

医生在国家主导的谋杀中扮演过什么角色吗？

讨 论

医生如何在希波克拉底誓言与种族灭绝令之间进行调和？与许多其他专业团体一样，医生也是社会中的一员，易受社会主流道德规范与氛围的影响。但同时，医生也接受要依照其职业伦理立场来行事与执业的培训。在大多数社会，医生被视为公仆，他们广受公众的信任与尊重。有时，政治当局试图利用医生作为代理人，为国家采取的行动提供一个合法化框架。当一个国家采取极端民族主义的排他性政策时，其所有公民（包括医生在内）都会发现自己置身于分歧的两边，无所适从。在这种情况下，医生会发现自己在职业上与伦理上存在模棱两可的情况。他们要忠于谁，病人还是国家？无论是作为自愿参与者还是不情愿的共犯，医生已经在许多国家参与了大规模谋杀的策划与实施活动。

1915年，一些奥斯曼土耳其医生对亚美尼亚人实施医学实验，对其进行大规模驱逐，并推行导致亚美尼亚人普遍死亡的种族灭绝意识形态。不到20年，纳粹德国医生也在大屠杀体系中犯下暴行。在卢旺达种族大屠杀期间，胡图族医生对图西族病人实施了血腥屠杀。此外，一个国际法庭指控塞尔维亚医生犯有战争罪，因为他们在波斯尼亚和科索沃的种族清洗中发挥了作用。以上这些仅仅是医生参与种族灭绝事件的几个例子而已。

即使在未必是彻底的种族清洗的情况下，医生们也在为消除或限制群体中的"不受欢迎者"而提供其医学专长。例如，阿根廷、玻利维亚、智利、伊拉克与其他地方的医务人员参与了对持不同政见者与国家敌人所实施的酷刑与死刑。医生参与政府性质的屠杀的另一种情形是执行死刑（包括美国在内）。

医生作为屠杀者与其作为救死扶伤者的角色是如此格格不入，那么要如何为医生参与屠杀行为进行辩护并加以支持呢？有多种理论为此提供了不同的解释视角。第一种理论认为：医生不会为了遵循优生或种族灭绝政策而背离医学伦理，相反，他们重新解释伦理，使之与当时占主导地位的政治议程相一致。

第二种理论通过"滑坡"效应——一开始医生在医疗、伦理和社会道德准则方面的越界幅度不大，但逐渐自行其是，以至于最终失控——来说明医生参与屠杀活动。

第三种理论认为，医生参与此类活动是因为他们无法找到一条出路——在自身不遭受严重的个人、职业或身体伤害的情况下，从此类活动中解脱出来。

最后一种理论认为，一些医生积极地寻求参与种族灭绝或优生项目，其动机包括对个人或职业利益的机会主义欲望，以及对政治当局所倡导的种族灭绝主义意识形态的根深蒂固的信仰。

让我们来反思一下，在国家主导的屠杀中，医护人员是否应参与其中并发挥作用。世界医学会要求医生遵循统一的职业伦理，即医生的职业伦理并不因处于战争情形或是和平情形而有所不同。医生的首要义务是照顾病人，他们在履职时，职业良知以及由来已久的医学伦理传统应该成为他们的行动指南。

毫无疑问，伊姆弗里德·埃贝尔和其他医生信奉国家社会主义，以国家为名而实施的屠杀行为是违背伦理的。他们为自己辩护的理由包括：（1）他们只是服从命令；（2）"安乐死"减轻了人们的痛苦；（3）他们通过消除"不健康的"群体来治愈国家。他们中的少数人被判有罪并受到惩罚；还有一些人（比如伊姆弗里德·埃贝尔）选择了自杀而不是面对审判；大多数纳粹医生行凶者在战后安然自若，并未为他们的行为付出任何代价。

12. 医药公司在医学研究中的伦理

案例研究

党卫军队长赫尔穆思·维特博士（Dr. Helmuth Vetter）1910年出生于都灵的拉斯滕堡（Rastenburg, Turingen），曾在位于勒沃库森（Leverkusen）的 I. G. 法本工业公司（I. G. Farben Industry Inc.）的制药公司拜耳集团（Bayer Group）工作多年，担任销售员和药物代表。作为工作的一部分，他前往奥斯威辛集中营、毛特豪森集中营和其他集中营，对集中营里的囚犯进行药物试验。1942 年至 1944 年，维特往返于奥斯威辛集中营与毛特豪森集中营之间，监管拜耳产品对斑疹伤寒、伤寒、副伤寒、腹泻、肺结核、丹毒和猩红热等疾病的疗效的临床研究。

维特选择了患有特定疾病的囚犯作为研究对象。他根据不同的标准选择囚犯，包括设立对照组（以便于对疾病发展过程的不同阶段进行比照说明）。囚犯受试者被要求服用规定剂量的药物，以测试药物的毒性和有效性。仅在奥斯威辛集中营，维特就利用了 150 名至 250 名囚犯患者进行这些人体实验。每一个病例的病史与结果都作了详细记录。他在开展这些人体实验时，从未征得任何一名囚犯受试者的同意。

这些药理学实验并不是为了帮助患者，相反，实验的目的只是观察和记录患者的药物反应情况。即使这些药物的毒性作用明显，对受试者造成了极度痛苦，并且没有治疗效果，实验也仍会继续，以便为制药公司收集科学数据。然后，这些数据将被该公司利用制售新药。囚犯病人中死于人体实验的比例很高。

赫尔穆思·维特博士于1947年被判犯有战争罪，于1949年被处决。

背　景

I. G. 法本工业公司是当时世界上最大的化工公司，它是由巴斯夫（BASF）、拜耳、霍斯特（Hoechst）以及其他德国化工与制药公司组成的强大的德国企业卡特尔。I. G. 法本工业公司是阿道夫·希特勒竞选活动的最大捐助者，曾在希特勒当选德国总理前向希特勒和纳粹党捐款40万马克。I. G. 法本工业公司对纳粹战争机器的支持使其及其各类经济子公司成为较大的战争奸商之一。

I. G. 法本卡特尔的一些制药部门利用囚犯作为实验对象来检测新研发的药物与疫苗。齐克隆B（Zyklon B）最初被用作杀虫剂，后来被用作杀人毒气，杀害了数百万人。齐克隆B由与I. G. 法本企业集团有关联的德国虫害防治协会［Deutsche Gesellschaft für Schädlingsbekämpfung（Degesh）］的附属公司制造。

在奥斯威辛集中营，拜耳勒沃库森公司（I. G. 法本工业公司的另一家子公司）为150名女性囚犯支付了实验费用。奥斯威辛集中营指挥官与拜耳公司之间的通信显示：

> 鉴于要开展一项计划中的新的催眠药实验，如果你方能让我方处置一些囚犯，我方将不胜感激……我方确认你方的回复，但认为每位女囚犯200帝国马克的价格太高。我方建议每位女囚犯的价格不超过170帝国马克。如果你方能接受这个建议，这些女囚犯将归我方所有。我方需要大约150名女囚犯……我方确认你方同意

这项协议。请为我方准备150名健康状况较好的女囚犯……收到150名女囚犯的订单。我们将随时通知您有关实验的进展……实验已经完成。所有受试者均死亡。我方将很快与你方联系，商讨新的发货事宜。

一名原奥斯威辛集中营囚犯也就拜耳公司开展的这项人体实验作证：

> 在20号街区，有一个大的结核病人病房。拜耳公司将药物装在无标记、无命名的安瓿中，配送给这个病房并给这些病人注射。这些不幸的人用不着在毒气室中被杀害，她们将在注射此种药物后死去，而这并不需要很长时间……拜耳公司从集中营买来150名犹太妇女……用于未知的激素制剂的实验。

1943年5月，柏林军事医学院（Military Medical Academy）受到两位有影响力的纳粹医生卡尔·格巴特（Karl Gebhart）和弗里茨·菲舍尔（Fritz Fischer）的表彰，因为该学院资助隶属于I.G.法本工业公司的拜耳制药集团（Bayer Pharmaceutical Group）生产出一种新药。医生们报告了赫尔穆思·维特博士对奥斯威辛集中营200名女性囚犯进行人体实验的研究结果。他们的报告揭示了，维特是如何向这些女性的肺部注射气体或细菌而导致她们死于肺水肿的。他们在拉文斯布吕克集中营开展的人体实验的研究报告已经发表，实验结果已分发给德国医学界。

布痕瓦尔德集中营的党卫军医生瓦尔德马尔·霍文博士（Dr. Waldemar Hoven）和1947年纽伦堡医生审判中的一名被告就I.G.法本工业公司在集中营囚犯人体实验中的作用提供了证词：

第一部分 纳粹医生的历史背景

众所周知,在德国科学界,党卫军没有受其支配的重要科学家。很明显,在集中营里开展的 I.G. 法本工业公司制剂实验只是该公司为了其自身的利益。I.G. 法本工业公司想方设法来确定这些制剂的有效性。他们让党卫军处理在集中营里开展的臭名昭著的人体实验。I.G. 法本工业公司的本意并不是公开这些信息,而是要为实验设置一个烟幕弹……这样他们就可以把所有利润留给自己。因此,不是党卫军,而是 I.G. 法本工业公司主动开展集中营囚犯人体实验。

I.G. 法本工业公司除在人体实验和齐克隆 B 气体制造中发挥作用外,还利用成千上万的囚犯作为劳奴在奥斯威辛的布纳莫诺维茨(Buna-Monowiz)集中营从事建造与制作工作。劳奴主要被用于制造合成橡胶和燃料,这是战时卡特尔的一项主要活动。

1946 年,美国军事法庭以战争罪和反人类罪为诉由对 23 名德国顶尖医生和行政管理人员提起刑事诉讼。其中一项指控是,德国医生未经囚犯同意,对数以千计的集中营囚犯进行医学实验。在实验中,大多数受试者死亡或终身残疾。本次审判的直接结果便是于 1947 年制定的《纽伦堡法典》,该法典规定:"受试者的自愿同意是绝对必要的。"

该法典明确规定,研究应获得受试者的同意,研究的益处必须大于风险。尽管《纽伦堡法典》没有法律效力,但它是第一份倡导自愿参与和知情同意的人体实验方面的国际文件。(见附录 1)

1947 年 8 月,I.G. 法本工业公司的 24 名高管因战争罪(包括战争掠夺罪、奴役罪和谋杀罪)被起诉和审判。在 I.G. 法本工业公司案中,其 13 名高管被定罪,11 名高管获释。基于战后政治的变化,许多被定罪的高管的服刑时间极短或被减刑。

1951 年，I. G. 法本工业公司被拆分为几家大公司，包括拜耳、霍斯特、巴斯夫等。到 20 世纪 70 年代中期，这三家公司再次成为世界上较大的公司。

1964 年，世界医学会制定了指导医生进行涉及人体的生物医学研究的建议，即《赫尔辛基宣言》。该宣言规范了国际研究中的伦理准则，并阐明了"与临床照护相结合的研究"和"非治疗性研究"的规则。《赫尔辛基宣言》于 1975 年、1983 年、1989 年、1996 年、2000 年、2002 年、2004 年和 2008 年进行了修订（并将于 2014 年再次修订*），该宣言被视为当下如何开展临床研究的决定性文件。（见附录 4）

参考文献

1. Robert J. Lifton, *The Nazi Doctors. Medical Killing and the Psychology of Genocide* (Basic Books, 1986).

2. Naomi Baumslag, *Murderous Medicine. Nazi Doctors, Human Experimentation, and Typhus* (Praeger Press, 2005).

3. Diamuid Jeffreys, *Hell's Cartel*: *IG Farben and the Making of Hitler's War Machine* (Metropolitan Books, 2008).

问　题

当制药公司参与医学研究时会带来哪些伦理问题？

讨　论

I. G. 法本工业公司案揭示了，在过去，制药公司是如何放弃所有的道德立场，并在无视患者权益的情况下进行研究的。

今天，药物研究在医学发展中仍然发挥着重要作用，越来越多的医生和医疗保健组织应邀成为医药行业赞助的医学研究的合

---

* 后实际于 2013 年进行了修订，目前最新版本为 2024 年修订。——译者注

作伙伴。医学研究的成本巨大，因此医学研究通常依赖于制药公司的经济支持。

在医生与制药行业的合作关系中存在一个内在冲突，即医生有可能以牺牲患者利益为代价而成为制药行业的"帮凶"。鉴于这种经济现实，医生、医院和知名的研究机构与制药行业和其他公司合作，以推进医学发展，但同时也要实现企业利润的最大化。

研究伦理适用于所有参与医学研究的主体，无论是研究人员还是制药公司。研究伦理旨在让患者受益。然而，医学研究由制药行业资助这一现实从根本上改变了医患关系以及临床研究引起的伦理问题，因为制药公司通常专注于创造利润、提高股价和市场份额。事实上，公司对其股东负有追求更高的市场份额和股价的义务。由此，公司很可能会寻求新的医疗方法，而这些方法对改善患者的整体健康和福祉几乎没有或根本没有可能性。

为了获得接近患者和医生的机会，从而使医学研究得以进行，制药公司经常向医生支付顾问费用，或向他们提供金钱或其他类型的奖励（比如会议、免费旅行、住房、食物、商业联系、家庭成员的工作等）。从制药公司获得报酬或好处的医生，更有可能在他们同该公司的关系与他们对患者的责任和照护之间产生利益冲突。这种关系也会对医生或科学家的研究目标和发现产生负面影响。医生本应为患者施行适宜的治疗、对研究对象进行保护，但这种判断也更有可能由此受到影响或被扭曲。

有时，制药公司还向患者提供经济奖励和付款。尽管这种做法很普遍，但支付研究对象费用的适当性会受到质疑，因为这可能会破坏对自由的知情同意的伦理保护。

各国关于药企参与临床试验的伦理规范各不相同。一些医学协会发布了关于规制医生与制药公司之间关系的严格的伦理准则，以确保各种利益之间的平衡，同时最大限度地确保所有相关方之间的公开、透明与诚信。

医生与制药公司之间的这种联系是复杂的，需要建立严格的伦理行为准则以对双方进行规制。至关重要的是，一旦任何一种关系可能会损害医患关系时，医生都应独立于其外，而不能介入其中。

13. 医学良知与举报

案例研究

1940年8月15日，精神病学教授兼哥廷根州州立医院院长戈特弗里德·埃瓦尔德（Gottfried Ewald）被邀请到柏林，并被要求担任纳粹机密项目——"T-4成人安乐死"项目——的领导人。拟任的职位要求他对某些病人可否被医务人员致死作出判断。在埃瓦尔德博士的身边簇拥着参与这个项目的其他高级别医生和领导，他出于"医学良知"与"内在需要"选择拒绝参加该项目，随后他就被要求离开会议。埃瓦尔德表示：

> 原则上，我不会以这种方式杀害将身家性命托付给我的病人。

他还指出，精神分裂症患者"并不像声称的那样空虚、绝望"，他们可能会从当时正在研发的新疗法中受益。

随后，埃瓦尔德博士致函哥廷根大学（University of Grottingen）他所在的学院院长以及柏林的其他纳粹高层医学领袖，对国家资助的"安乐死"计划表示反对。他指出，根据定义，安乐死应该是那些身患绝症并寻求仁慈死亡的患者的"更高的医疗和总体目标"。他强调，父母与孩子以及其他智障亲人之间的家庭纽带始终值得尊重和珍视，因此纳粹"安乐死"计划对他来说是不可接受的：

> 我不能选择这样一个职业,其日常工作是在病人或其亲属来到我这里,将身家性命托付给我并寻求帮助时,我却杀害这个病人,理由就是他患有疾病。

尽管他害怕报复,但所幸的是在他身上什么也没发生。

参考文献

Robert J. Lifton, *The Nazi Doctors: Medical Killing and the Psychology of Genocide* (Basic Books, 1986).

背 景

医生的专业身份并没有对他们参与纳粹犯罪构成任何障碍,大批医生坚定地投身于纳粹暴行。在精神病院、监狱和死亡集中营等场所,大量的医生帮助建立了一个识别、通知、运送和杀害成千上万的精神病患者以及"种族上与认知上不被接受"的人的体系。

医生这一角色对纳粹政策和计划的成功至关重要。精神病医生和其他许多医生一起,对促成政权所需的意识形态意义上的医疗实践起到了重要作用。对纳粹要实现的目标或采用的方法表示抵制或反对的医生屈指可数。

一半以上的德国医生是纳粹党成员。医生在绝育和"安乐死"计划中发挥了突出的关键性作用。医生在这两个计划委员会中任职,他们为所发生的暴行提供理论支持。医生向当局报告病人的情况,将病人从德国各地转移到杀人机构的毒气室,并杀害病人。最后,医生在发给这些病人近亲属的证明上伪造死亡原因和死亡时间。

这一进程后来便发展为消灭欧洲的犹太人、吉卜赛人、同性恋者和其他群体的计划。希特勒从未正式下令杀害精神病患者,他只在1939年10月写的一封信中允许这样做。因此,医生从未被命令协助这一过程或谋杀精神病患者,而只见被授权这样做。这项在精神病院进行的活动,将"安乐死"与大规模屠杀犹太人和其他"不受欢迎的人"连接了起来,即后来所谓的"大屠杀"。

1946年,纽伦堡医生审判的主要医学顾问利奥·亚历山大博士(Dr. Leo Alexander)将德国医学界的行为与德国占领下的荷兰医生的行为进行了对比,荷兰医生拒绝迈出种族灭绝的首要一小步。1944年12月,纳粹当局向所有荷兰医生发出命令:

> 医生有责任通过建议和努力,认真并尽其所能,帮助受托人维持、改善和重建其活力、体能和健康。对于医生来说,这是一项公共任务。

乍读起来,这句话似乎没什么异议,也无伤大雅。然而,对纳粹种族灭绝制度有所了解的荷兰医学界认识到,这一命令将会作为颁布新的照护标准的基础。该标准首先考虑的是恢复患者的国民生产力,而不是出于同情心对患者施治并减轻其痛苦。在这种情况下,无论是患者还是医生都将服从国家利益,以维持其权力、协调社会并最大限度地提高经济效率和效用。

荷兰医生一致拒绝遵守这一命令。当纳粹威胁要吊销不合作的医生的执业执照时,荷兰医生便退还执照并关闭办公室,但仍继续私下给人看病。纳粹随后逮捕了100名荷兰医生,并将他们送往集中营。然而,荷兰医学界仍然拒绝让步。结果是,没有荷兰医生参与谋杀,纳粹在荷兰的医疗灭绝计划也未被执行。

戈特弗里德·埃瓦尔德博士是极少数公开反对对精神残疾者实施"安乐死"的德国医生中的一员。他这样做并不是作为纳粹的反对者,而是作为其支持者。他支持纳粹党,但被拒绝入党,可能是因为他只有一只手臂(在第一次世界大战中受伤后被截肢)。埃瓦尔德反对"安乐死"的主要理由是,"安乐死"计划与他的个人良知以及作为一名富有同情心的医生的职业责任直接对立。他认为纳粹的"安乐死"计划也会损害医生、患者及其家人之间的信任。

很少有其他医生拒绝参与谋杀计划，不过如同埃瓦尔德一样，埃格芬德－哈尔（Eglfind-Haar）的一名医生弗里德里希·霍尔泽尔博士（Dr. Friedrich Hölzel）也是一位拒绝参与谋杀计划的人。他在一封信中写道：

> 我想起了法官和刽子手之间的区别。因此，尽管我在智力上有洞察力，也有意愿，但我还是意识到，根据我的个人天性，我不适合做这项工作。尽管我在许多情况下都渴望改善事物的自然过程，但令我同样感到厌恶的是，在经过冷酷无情的深思熟虑之后，根据客观的科学原则，在对患者没有任何感情的情况下，将其作为一项系统的政策来执行。

霍尔泽尔随后辞去了他的职务。

1941年8月，阿道夫·希特勒正式停止了"T-4成人安乐死"计划，原因是来自新教和天主教的著名教会领袖的抗议，但至此该计划已导致约7万人死亡。希特勒担心，进一步的抗议可能会导致糟糕的公共关系，并对德国的战争士气产生负面影响。然而，虽然正式停止了成人"安乐死"计划，但医疗屠杀只是转移到了新的地点，包括被占领土的医院、监狱和集中营。一些德国医生继续在所谓的"野生安乐死"计划中谋杀他们的患者，有超过20万名患有各种亚型精神障碍的患者被处死。此外，儿童"安乐死"计划继续在德国各地进行。

战后纽伦堡医生审判中，控方医学科学顾问安德鲁·艾维博士指出：

也许，说一个勇敢的人、一个值得尊敬的德国医学界代表，若不那么在意个人的安危就可以挽救整个行业的荣誉，有些言过其实。然而，我认为，这样的人原本可以做些事情来减轻恐怖形势——此种恐怖形势在《臭名昭著的医生：纳粹医疗犯罪的故事》一书中有详尽的介绍。如果医学界在战前对大规模杀害患病的德国人的行动进行坚定的抵制，那么可以想象，有关种族灭绝的死亡工厂的整个想法和技术就不会得逞。

参考文献

1. Leo M. Alexander, *Medical Science Under Dictatorship* (Bibliographic Press, 1996, Reprinted from the *NEJM*, July 1949).

2. Rael D. Strous, Psychiatry during the Nazi Era: Ethical Lessons for the Modern Professional. *Annals of General Psychiatry*, 6: 8 (27 Feb 2007).

3. Alexander Mitscherlich, Fred Mielke, *Doctors of Infamy. The Story of the Nazi Medical Crimes* (Henry Schuman, 1949).

4. Michael Burleigh, *Death and Deliverance* (Cambridge University Press, 1994).

5. Robert Proctor, Nazi Science and Nazi Medical Ethics: Some Myths and Misconceptions. *Perspectives in Biology and Medicine*, 43: 335–46(2000).

问　题

一个医学良知问题：举报是医生的职责吗？

讨　论

在纳粹执政期间，医学界支持对患有身体或心理疾病者实施强制绝育和"安乐死"，随后便延伸至杀害"劣等"种族。他们通过应用生物进化论中无科学效力的结论来支持上述行为。但这种进化论不仅在哲学结构与科学范式上存在缺陷，而且是不道德的，违反了医学伦理学和临床实践的基本原则。有人指出，纳粹医学界的堕落主要是指（德国）医生未能挑战纳粹价值观的实质核心。在这种情况下，太多的医生愿意随波逐流，不愿反抗，太多人甘愿背离民族国家所确立的被普遍接受的行动指南。

这里无法得出为什么德国医生几乎没有抵抗或拒绝服从这一问题的答案。需要注意的是，在医学界对医学谋杀进行坚决抵制的情况下（例如荷兰医生案例），以科学之名行谋杀之实的进程便被成功阻止。这个例子向我们展示了，医学良心是多么强大的力量。荷兰医生的行动建基于其道德认知，这表明医生首先要考虑的是患者的最大利益，而不是其他意识形态政策（无论是政治政策、社会政策还是经济政策）。由于医生们基于道德原则拒绝参与谋杀计划，荷兰精神病患者得以幸免于难。

人们只能问一个修辞性问题：如果当时有更多像埃瓦尔德博士这样的吹哨者，那么会发生什么？

医生对于同事的不称职、损害或不当行为有报告的义务，这通常被称为举报，相关医疗伦理准则中经常强调这一点。例如，世界医学会《国际医学伦理准则》（International Code of Medical Ethics）规定：

> 医生应该……向有关当局报告同行在执业中发生的不符合伦理的或不称职的或欺诈的行为。

医疗中的举报事项范围甚广，从发生医疗差错时对患者的诚信，到医疗机构失职或不道德行为的公开揭露，不一而足。举报可以被视为"良心被激活"，而良心是医学伦理和职业道德实践的基石。在医学领域，出于良心和职业操守行事应该是规则，而不是例外。这意味着医生不应该简单地考虑什么是正确的,而应该遵循伦理原则并从患者的利益出发实施医疗活动。

医生可以个人良心为由拒绝遵从某些要求,也可以专业良心为由拒绝执行某一程序,尤其是当该程序不符合医学伦理和医学的适当目标时。此外,医生应该"举报"不当行为,因为一旦实施此种不当行为就会扭曲医生的基本职业道德。

然而,践行这些伦理原则绝非易事。如果医生报告同行的不当行为,或拒绝"执行"他/她认为违背伦理的程序或政策,则可能会因此招致不利后果。这种报告行为可能被视为对同事、主管或生活与工作所在社会的"背叛",可能招致职业与政治报复以及人身攻击。然而,尽管存在这些潜在的风险,医生的职责仍然是寻求做正确和合乎伦理的事情。此外,医生还负有维护其专业共同体之良好声誉的责任,他们往往是唯一能够认识到行业中的不称职、缺陷或不当行为的人。

因此,公众和专业人士的期望应该是,在医学教育和实践中接受和鼓励举报是可取的,也是迫切需要的。对于医学院和护理学院来说,有必要制定课程和培训计划,向学生传授复杂的伦理、法律和人权原则(这些原则为举报行为提供正当理由)。此外,还应向学生教授历史性案例,以提供医学与道德良知的真实模型。

第二部分　囚犯医生的历史背景

在纳粹政权早期,国家社会党政府设立了集中营,以拘留政治和意识形态上的反对派。在战争爆发前的几年里,党卫军和警察越来越多地将犹太人、罗姆人以及民族和种族仇恨的其他受害者监禁在这些难民营中。

为了集中和监控犹太人,以及便于日后驱逐犹太人,在战争期间,纳粹及其在被占领国的合作者为犹太人建立了犹太人区、过渡营和强迫劳动营。

犹太人区从表面上看是一种城市社区(通常是封闭的),但实际上是难民营,犹太人在那里受到巨大的胁迫,这种胁迫是内部生活和组织强加给他们,并由纳粹政权从外部通过暴力手段加以强制执行的。纳粹设置犹太人区旨在通过将犹太人社区与非犹太人口以及其他犹太社区分隔开来而孤立犹太人。

创建犹太人区的理由之一是防止犹太人传播传染病。一些学者指出,设计犹太人区的目的是将其作为一种间接的毁灭工具,即通过剥夺犹太人的基本生活必需品来消灭他们,而不是使用致命武器。纳粹在德国占领的国家以及被德国吞并的波兰和苏联建立了至少 1000 个犹太人区。德国人将建立这些犹太人区视为控制和隔离犹太人的临时措施,而柏林的纳粹领导人则在考虑实现消灭犹太人目标的各种选择。一些犹太人区只存在了几天,还有的则是几个月或几年。

1941 年年底,随着"最终解决方案"(谋杀所有欧洲犹太人的计划)的实施,德国人系统地摧毁了犹太人区。德国人和他们的助手要么在附近的乱葬坑中枪杀犹太人区居民,要么将他们驱逐(通常通过火车)到杀人中心后就地屠杀。

由于恶劣的条件,许多犹太人区发生的灾难可以被视为主要的医疗灾难。人口过多是所有犹太人区的特点,犹太人区生活的重点是获得足够的食物防止饥饿，以免使人容易生病而致体虚。疾病和饥饿的威胁早在纳粹的最终设计被发现之前就已经显而易见，犹太人区必须努力维持人口极度拥挤情况下的卫生服务和公共健康。犹太人区的居民生活条件恶劣，空间、食物、水、暖气、电、排污系统和卫生条件有限。医疗和与医疗相关的需求是巨大的，满足这些需求的尝试很复杂，而且大多没有成功。尽管困难重重，但仍有一些先前存在的医疗机构必须运营，还有一些新的医疗机构是根据犹太人区的地位和需要而创建的。医疗实践中存在的担忧和不确定性（亦如其他地方存在的），同与纳粹犹太人区生活相关的担忧和不确定因素差不多。在犹太人区，对各种可治疗的疾病没有有效的治疗措施，可以导致社区健康体系崩溃和传染病传播的所有情形都存在。卫生防控的重点之一是控制斑疹伤寒等传染病。具有讽刺意味的是，德国当局命令犹太人区在各自犹太理事会的领导下处理这些问题，但犹太医生和其他医务人员没有获得有效处理这些问题的医疗条件。德国人控制传染病使用的是野蛮的检疫和消毒方法，或放火焚烧医院（员工和患者被封闭在里面）。尽管存在这些困难，但在许多犹太人区，犹太卫生部门对这些传染病展开了一场流行病战争，在许多情况下甚至暂时取得了成功。

另一个必须考虑的因素是，持续的危险和恐惧成为犹太人区居民生活中固有的一部分。德国人的逮捕不断骚扰犹太人的医疗活动，亦如他们生活的其他方面受到骚扰一样。

德国当局还为非犹太人和少数犹太人建立了许多强迫劳动营，这些人要白白为德国人劳动。

与单纯的集中营不同（集中营主要被用作拘留和劳工中心），杀人中心（也被称为"灭绝营"或"死亡营"）几乎完全是"死亡工厂"。1941年至1944年，纳粹德国当局将本国、被占领土、许多轴心国的数以百万的犹太人驱逐到犹太人区与灭绝营。德国党卫军和警察在杀人中心用毒气使人窒息或枪击谋杀了近270万名犹太人。

最大的灭绝营地是奥斯威辛集中营。

党卫军医生正式负责囚犯的健康,但他们几乎完全不履行对囚犯的医疗义务,只是做做样子而已。在奥斯威辛集中营的前几年,囚犯医生如果被允许从事他们的职业,就只能被雇为护士;医务室只被视为躲避难民营恐怖生活的一个处所,或是可以相对平静地死去的地方。生病的囚犯几乎得不到任何医疗服务,甚至病情严重的囚犯也难以得到住院治疗。随着党卫军医生开始对囚犯进行甄选,并通过注射苯酚或用毒气将囚犯杀死,这些医务室实际上变成了"火葬场的等候室"。这里几乎没有任何医疗器械或药物,实际上,极少数被允许在这个阶段工作的囚犯医生对减轻病人的痛苦也无能为力。

随着德国战争经济对人力需求的不断增长,纳粹对集中营囚犯劳动力的需求也不断增加,党卫军试图降低集中营的高死亡率。党卫军当局建立了新的病房和其他医疗服务,并允许在集中营医院系统中雇用更多的囚犯医生。然而,这一决定并不是意味着医务室的条件得到改善,而是意味着囚犯医生可以尝试为他们的同伴提供某种形式的医疗服务。在某些情况下,治疗水平确实有所提高,但从未达到公认的医疗水平。在这一阶段,集中营医院系统只对那些病情有望迅速恢复和有望重返工作的囚犯履行其医疗责任。对于病情较重的囚犯,特别是犹太人,它继续发挥着灭绝工具的作用。囚犯医生为保护尽可能多的重病和瘦弱的囚犯所做的努力,由于党卫军医生不间断地挑选被送往毒气室致死的病人的做法而遭到系统性挫败,囚犯医生不得不经常在挑选病人时刻到来之前隐藏或释放病人。在这一方面,囚犯医生利用了党卫军医生的一个疏忽,即党卫军医生从不亲自检查病人,而是只检查病历表,因此,囚犯医生就伪造病历,并向他们说明这些病人有存活的价值。

这些犹太医生中有许多人幸存了下来,因为作为医疗专业人员,他们具有在犹太人区和难民营被利用的资质,也因为他们愿意或能够在那里使用他们的技术。他们意识到这一制度背离了正常的道德价值观,但作为受害者他们被迫与这一制度进行合作。纳粹医生通过医疗手段给无辜受害者施加痛苦与折磨,而犹太医生在缺乏最基本的医疗工具的情况下试图减轻无辜受害者的痛苦并保护其生命,这两相并存表明医学技术可以被用来达到截然相反的目的。作为医生(此处是指照顾病人的医生),他们找到了为生存而战的理由。他们所选择的行动方案通常是他们认为最有助于同狱犯人的行动方案,囚犯医生和护士通常会尽其所能地为患者服务,尽管条件极其艰难;而他们在纳粹犹太人区和集中营的工作使他们面临前所未有的道德困境。本书的案例讨论了其中的一些道德困境。

1. 极端情况下的医疗无助

案例研究

阿尔伯特·哈斯医生（Dr. Albert Haas）是具有匈牙利与法国血统的犹太籍医生，被法国抵抗运动招募。后来，他被纳粹抓获，纳粹对他施以酷刑，并将他送往达豪集中营。再后来，哈斯医生被送往古森Ⅱ号集中营（Gusen Ⅱ Concentration Camp），这是奥地利毛特豪森集中营综合体的一部分。在那里，他被派往医务室工作，该医务室负责看管因病重无法工作的战俘。这里的资源极其稀少，医生爱莫能助，他们试图用他们所能支配的一点点资源来维持病人的生命。大多数患者在接受治疗之前，要么死于饥饿，要么死于身体衰竭，要么被残忍的警卫杀害。

当哈斯医生到达古森Ⅱ号集中营的医务室时，他请同事亨利·德索尔医生（Dr. Henri Desoille，他在那里有一段时间了）帮助他了解医生在营地中的角色。德索尔医生回答说：

> 我怎样才能解释我们作为医生在这里却无所作为呢？我敢肯定的是，作为一名医学生时，您也是一个理想主义者，梦想着征服致命疾病。您努力工作，竭力了解人体，终于准备好要与死亡作永无止境的斗争……而当您看到HKB（医务室）里的病人时，你不禁要问自己，难道德国人还没有把希波克拉底誓言变成最残酷的

嘲弄吗！

在这位医生介绍了情况后，哈斯医生很快就亲历了在古森Ⅱ号集中营当医生的现实。哈斯在回忆录中写道：

> 当我们走进病房时，一股刺鼻的、令人作呕的气味迎面袭来。床上堆满了半昏迷的身体，没有肉的胳膊和缓慢而漫无目的地移动的腿，身体互相叠加并互排大小便。每张床上都有一堆六到八具活生生的"骷髅"，它们缓慢地扭动着，皮肤在骨头上伸展，灼热的眼睛与极度消瘦的头部和身体不成比例，大得惊人。目睹此状，令人难以置信的是，这些人也曾经是健康快乐之人。患有无法控制的痢疾的囚犯在这里等待死亡。他们没有接受任何医学治疗，只得到了给其他医务室病人的微不足道的口粮的一半。
>
> 对于患有痢疾的囚犯，除给他们喝掺有阿司匹林的水和说几句鼓励的话之外（这样他们就不会感到被完全遗弃了），我们什么也做不了。对于斑疹伤寒患者，我们所能做的就是在他们发烧期间防止其严重脱水。
>
> 然后，患者会打寒战，并迅速出现组织坏死。我会对病人进行清创，但是由于缺乏抗菌剂，病人会出现全身败血症，他们最终死于医务室只是时间问题。
>
> 就这样，我开始了在古森Ⅱ号集中营糟糕透顶的医生生涯。

参考文献

Albert Haas, *The Doctor and the Damned* (St. Martin's Press, New York, 1984).

第二部分　囚犯医生的历史背景

背　景

囚犯医生和护士有时会被派往集中营的医疗机构（营房）工作。当意识到囚犯是工厂所需的宝贵的奴隶劳动力来源，并且意识到为了国家利益需要维持囚犯的健康，以便他们能够服务于帝国的军事和经济需求时，纳粹就设立了这些医疗区。实际上，这些医疗区就像其他分配给囚犯接受某种形式医疗的小屋一样，都是棚屋。这些所谓的医院营房设备简陋、人满为患，因此实际的医疗功能极其有限。难民营医院区的大多数患者在被送往毒气室处死之前就已经病死，或者被注射药物致死、枪击致死或绞刑致死。

问　题

医疗无助的伦理问题：当所有的希望都失去时，医生能做些什么？

讨　论

本案涉及医疗上的无能为力。在死亡、监禁、酷刑、疾病、饥饿和资源极为有限的情况下，集中营的医生面临着他们作为医生能做什么的现实。尽管条件恶劣，许多囚犯医生仍试图治疗病人，使他们尽可能健康地活着，有时甚至冒着生命危险挽救病人免遭死亡。

哈斯医生的案例表明，在许多情况下，医生所能提供的只是最基本的姑息治疗：鼓励的话语、一杯水、一片阿司匹林。然而，就是这些最基本的关怀行为，也会对患者的福祉产生影响。许多幸存者的回忆录中都提到了这一点，许多人回忆起照顾他们的医生和护士的人道态度，认为这是让他们活下来的主要因素。

医生和其他专业护理人员无法治愈和挽救所有患者的生命，但他们的最终目标应该是改善患者的预后、福祉、舒适度或总体健康状况。他们的职业就是基于其医学专业知识和道德尽最大的努力为患者服务。当缺乏治疗手段或医疗资源有限甚或一无所有时,照护者所能做的往往就是成为一个善良的、有同情心的和关心患者的人。无论是在过去还是在当下,每个患者和临床机构所面临的医疗环境和资源都不同。医疗环境也可能在最理想的照护条件和最恶劣的照护条件之间波动。尽管如此,医疗专业人员的角色是提供富有同情心的护理,无论情况或环境如何。医疗照护人员应尽其所能,最大限度地减轻患者的痛苦与不幸并改善其健康状况。

2. 医疗分诊

2.1 滥用医疗分诊：纳粹的"甄选"

案例研究 1

露西·阿德尔斯伯格（Lucie Adelsberger）是一位有犹太血统的儿科医生，1895 年出生于德国纽伦堡。她于 1943 年被送往奥斯威辛，先在吉卜赛集中营工作，后来在妇女集中营当囚犯医生。她在回忆录中描述了纳粹医生对病人的"甄选"过程：

> 奥斯威辛集中营的显著标志是对病人的甄选。我指的是对那些要被关进毒气室并随后被火化的人进行挑选。它几乎只适用于犹太人，涉及这三类人：新到达奥斯威辛集中营的人、集中营的囚犯和病人。年老、体弱、因病而无法工作的人会被自动列入挑选名单……
>
> ……甄选机制很健全，每个人都了解它的每一个细节。集中营医生征用了一个或多个营区，命令赤身裸体的囚犯列队经过。然后，他选中那些虚弱或营养不良的人、因饥饿引起水肿的人、患疥疮的人，或是被晒伤的人（这些理由已经足够让他们去毒气室）。这些不幸者的身份号码被当场记录下来，他们被立即转移到挑选

区，在那里等待死亡，那里通常没有食物，他们完全知道自己的命运将会如何……

……我们在奥斯威辛集中营面临的问题不是是否挑选，而是何时以及如何挑选。

参考文献

Lucie Adelsberger, *Auschwitz: A Doctor's Story*. (Northeastern University Press, 1995).

案例研究 2

爱德华·威尔斯医生（Dr. Eduard Wirths）1909年出生于德国，他在维尔茨堡大学（the University of Würzburg）医学院读书期间，加入了纳粹党，后于1933年加入了风暴部队。1939年，他自愿服兵役，加入武装党卫军，在挪威和东线服役，在那里他被宣布身体不适合作战。1942年，他被派往奥斯威辛集中营，并担任首席医疗官。

起初，威尔斯医生反对"死亡甄选"，也反对医生执行死亡甄选工作。然而，后来他确信，做出这些甄选是集中营医生的一项基本责任，于是他开始亲自做出甄选。此外，他还向其医疗下属施加压力，要求他们也参与这项工作。由这些医生进行甄选，确认哪些人"有工作能力"，哪些人"没有工作能力"。换言之，这些医生决定了谁会死，谁会活着。

作为首席医生，威尔斯决定要被处死的囚犯人数。这些数字是根据囚犯容量以及纳粹劳工部和党卫军制定的集中营生产"配额"计算的。由于战争情况不断变化，加上犹太人、吉卜赛人、囚犯和外国奴隶劳工不断地被驱逐到集中营，集中营里的囚犯人数处于波动状态。选择要被处死的囚犯往往是为了给新的囚犯腾出空间，以解决集中营过度拥挤、工作量配额以及流行病传播等问题。威尔斯还负责（与其他医生和集中营工作人员一起）决定在挑选中是否将母亲与孩子分开。

战后，爱德华·威尔斯医生被英国人逮捕。他于1945年9月自杀。

参考文献

1. Robert J. Lifton, *The Nazi Doctors. Medical Killing and the Psychology of Genocide* (Basic Books, 2000).

2. Hermann Langbein, *People in Auschwitz* (The University of North Carolina Press, 2004).

背景：发生在奥斯威辛集中营的甄选

犹太人、吉卜赛人和其他人被送达奥斯威辛集中营后，就被置于"收容程序"中。这就是臭名昭著的"甄选程序"。实际上，这是对医疗分诊功能的极端滥用（医疗分诊源自法国军事术语，是指使用有限的资源来治疗那些可能得救的人）。

甄选通常由党卫军医生、牙医、药剂师和其他党卫军工作人员一起运作。选择的标准主要基于种族、年龄以及是否"适合工作"。一些具有特殊生理、先天或遗传特征的个体，如双胞胎，也被"分拣"入人体实验。

党卫军医生进行各种形式的甄选。在集中营里，犹太人囚犯通常在接到通知后迅速排好队，其中较虚弱的人被选择处死，以便腾出空间来接收被驱逐至集中营的新囚犯。在医疗区也进行着选择，体弱多病的患者，特别是那些需要两到三周时间才能恢复的患者会被医生甄选出来。党卫军医生作为咨询专家，来确定有效组织和管理甄选的最佳方式。他们就母亲及其子女的选择提出建议。他们担任医疗顾问，寻求高效、快速地处死大批囚犯的最佳方法。他们就集中营的死亡配额政策提出建议，并在让囚犯工人活下来和甄选处决囚犯所致的经济成本与给纳粹政权带来的收益之间进行权衡。

奥斯威辛集中营的甄选流程是德国精神病院"安乐死"计划的延续,在"安乐死"计划中,纳粹医学界已经确立了处死病人和"不受欢迎的人"的原则。

用罗伯特·杰伊·利夫顿的话来说:

> 纳粹的"安乐死"和"最终解决方案"在奥斯威辛集中营医疗区得到集中体现,由此,奥斯威辛集中营医疗区成为奥斯威辛医学谋杀生态学的重要执行机构。

参考文献

Robert J. Lifton, *The Nazi Doctors. Medical Killing and the Psychology of Genocide* (Basic Books, 2000).

问 题

在进行医疗分诊时,要进行哪些伦理考量?

讨 论

分诊是基于对每个患者的快速诊断和预后评估,对治疗和管理进行优先级排序的医疗行动。分诊程序必须体系化地进行,要考虑医疗需求、医疗干预能力和可用资源。

理想的情况是,应由资深的、经验丰富的医生或护士等医务人员处理分诊工作,并由称职的医疗团队协助开展。在甄选可能获救的患者时,医生应仅考虑其医疗状况,而排除任何其他非医疗标准的考虑。医生应根据患者的需求和可用资源采取行动。他/她应努力确定治疗的优先次序,以挽救更多的生命,并将发病率控制在最低限度内。

纳粹医生在集中营实施一种极端的、愤世嫉俗的医疗分诊,这是他们工作的一部分。这种分诊并不是针对需要救治的病人,而是针对无助的、生病的囚犯,这些囚犯不是根据他们的医疗需要而是根据纳粹制定的残酷标准(这些标准被认为是集中营运作所必需的)被区分的。

这些纳粹医生所作的决定并不是基于这样的伦理前提,即医疗分诊是为了挽救最大数量的生命,他们是用自身的医学知识来决定哪些人要被选中处死。这些罪大恶极的医务人员的医学知识与医疗身份被滥用到了极致,因为这一甄选过程实际上是一种"伪装成分诊的有组织的谋杀"。这些受过专业培训的、经验丰富的纳粹医生非常清楚分诊本应该是什么,但他们全然不顾医学伦理、道德与职业要求,同意被利用在集中营进行这些不道德的甄选。

2.2 分配正义

> 案例研究

亚伯拉罕·韦恩里布医生(Dr. Abraham Wajnryb)1912年出生于波兰基尔切(Kielce, Poland),毕业于华沙的一所医学院。1941年,他在维尔纳(Vilna)卫生部工作,时年德国军队入侵该市,设立了维尔纳犹太人区。在犹太人区,韦恩里布医生被赋予了管理犹太医院的责任。这家医院的状况极其恶劣,成百上千的病人的处境非常糟糕。德国人正式禁止向犹太人区的犹太人供应药品,导致这里的医疗用品严重短缺,进而危及犹太人区居民的生命安全。作为医院的负责人,他不得不找到一种方法来决定在供应不足的情况下哪些患者将接受治疗,哪些患者将不能接受治疗。

韦恩里布医生对犹太医生面临的困境进行了描述,用他的话来说:

谁有权决定谁该活谁该死呢？对所有病人来说，这些药物都不够。这些数字并不是使这个问题如此成问题的原因，毕竟病人的数量与犹太理事会不得不处理的人数不可比。问题是：如何以人道的方式处理这个问题？一个人无权决定另一个人的命运，这无关乎人数……

后来，纳粹完全停止了对犹太人区的医疗供应。我记得和药剂师弗鲁姆金（Frumkin）会面，讨论了钙的问题。在那些年，钙被认为是治疗结核病患者的唯一药物……他们的钙储备即将耗尽，他们只有一个选择，那就是减少接受这种药物的患者人数，并同时减少用药剂量。但这种药只有在一定剂量下才有效！谁会接受钙，谁不会？谁有权决定？谁会活，谁会死？

犹太人区医疗当局中没有人能解决这个难题。韦恩里布决定成立一个由三名内部专家、一名拉比和一名律师组成的委员会。在会议上，他说明了这种药物对患者的重要性，并指出了患者没有得到这种药物的可怕后果。拉比解释了他的立场，他说生命的降临与离去由上帝掌管，他们没有决定权。在场的其他医生离开了房间。而律师试图从法律的角度解释这一困境。委员会无法解决这个问题，最终委员会的成员都离开了会议现场。

这个问题困扰着韦恩里布医生。钙贮存不断减少，2个月后最终耗尽。

参考文献

Abraham Wajnryb, *Personal Testimony*: *Memoirs of a Doctor from the Wilno Ghetto.*

问　题

分配正义问题是一个医生不得不独自决定的问题吗？

在这个决策过程中,医生可以使用哪些工具?

讨 论

医学伦理的指导原则之一是正义原则,这是公平的同义词,可以将其概括为在对互竞的诉求进行公平裁决的基础上采取行动的道德义务。医学中的分配正义是对稀缺资源的公平分配。人们普遍认为,医生有义务尽其所能为患者的利益服务。然而,在资源有限的情况下,医生履行这一义务的能力就会受到限制。在关于医学分配正义的社会讨论和辩论中,医生基于其专业地位,有责任维护患者的利益。虽然在这种情况下,医生不一定要自己作出决定,但其必须参与伦理辩论和决策过程,以便在社会层面维护和支持患者的利益,这一点至关重要。

维尔纳贫民窟有限药品分配案是分配正义的一个极端例子,韦恩里布医生不得不作出决定。他认识到其他人在决策过程中的重要性,因此成立了一个由来自犹太人区关键部门的人员所组成的委员会。他希望这样一个伦理委员会能够作出一个道德上可以接受的公正的决定。这种涉及分配正义的决定程序类似当今社会关于分配正义的决定程序。然而,这个案例也表明,当未达成有关公正的解决方案时,问题就并未得到解决。医学从业者仍然面临着伦理困境,但他们在这种情况下仍应该尽力做到最好。

委员会可能有两种方法来直面这个可怕的困境:分类和抽签。第一种方法是分类。当医务人员、治疗措施等医疗资源不足以应对所有人的需求时,通常便会采用分类方法。按照分类方法,在紧急情况下,最有可能存活的人将先接受治疗,而那些存活率低的人将靠后接受治疗。在药物有限的情况下,委员会将确定可能的幸存者,并对其施行治疗。这种方法的优点是,存活率较高的个体可以接受治疗;缺点是,并非所有人都有平等的机会接受治疗。委员会不得不作出决定,而这样的决定可能加速一些人的死亡。

　　第二种方法是抽签。假设所有的生命都有同等的价值，那么所有人都应该有同等的机会接受治疗。委员会可以建立一个程序，确定受助的最大人数，并通过随机选择的方式选出这些人。这种方法的优点是，不存在公平性争议，被选中的人都是随机的，委员会或任何个人都不会作出任何决定；缺点是，一些人即使整体预后较差也有可能接受稀缺的药物治疗，而另一些人即使恢复的概率更大也可能被排除在救治之外，甚至可能在本可以获救的情况下死亡。

3. 医疗照护中的风险

3.1 面临致命危险时职业身份的披露

案例研究

特弗里德·布洛赫医生（Dr. Gottfried Bloch）1914年出生于波希米亚。他曾在布拉格医学院就读，但当1938年德国入侵捷克斯洛伐克，不再允许犹太籍医学生继续学习时，他被迫在最后一个学期离开医学院。在捷克斯洛伐克被德国吞并后，他在一个犹太人社区中心担任心理咨询师。

1943年，布洛赫医生和他的家人被送往特雷西恩施塔特犹太人区（Theresienstadt Ghetto）。他在犹太人区当医生，在那里他了解到"人们消失在驶往'东方'的神秘交通工具中"。在特雷西恩施塔特犹太人区待了几个月后，布洛赫被驱逐到比克瑙-奥斯威辛，并被关押在捷克家庭营中。他的手臂上被文了一个数字后，另一名囚犯告诉他，只有那些需要在集中营工作的人才有很好的生存机会。不久，他听到一声哨响，所有医生都被要求报到点名。

布洛赫医生在回忆录中写到，他知道这将是"我生命中的决定性时刻"。他必须作出决定，是否透露自己的医生身份。当时，他并不知道这个决定的意义。

布洛赫疾步快跑，与其他囚犯排成一排。他们在等待党卫军医生的到来，时间在一分一秒地流逝，气氛紧张得让人透不过气来。当囚犯医生都排好队，党卫军医生正在检查他们时，布洛赫出列解释说，他还不是一名合格的医生。党卫军医生只是嘲笑他（"这是我在奥斯威辛听到的第一次也是最后一次笑声。"），然后命令他到医院营房工作。根据布洛赫医生的说法，这个决定救了他一命。他写道：

> 我对自己的任务感到非常欣慰。我的决定是如此重要，而当时我并没有意识到这一点。

布洛赫医生继续在奥斯威辛的各个营地工作。他之所以能够活着，是因为他可以当医生（在一些监狱集中营里，尤其需要医生来医治其他囚犯，好让他们活着、工作）。布洛赫随后与其他囚犯医务人员一起被送往奥赫德鲁夫（Ohrdruf）劳改营，在那里，他自己的身体状况因疲惫和脚部伤口严重感染而恶化。尽管他自己的健康状况岌岌可危，但在他决定帮助那里的一名囚犯后，一名囚犯医生再次请求他担任医生：

> 我每走一步，脚上的伤口都很疼，但我小心地用裤脚遮住了伤口。我可能就是躺在桌子上的那个人。我知道，接下来的几分钟，我将决定我是作为一名病人而被当作无用的人类垃圾清除，还是再次被接受成为一名医生……

他由于承认自己是一名医生，而再次幸免于难。

参考文献

Gottfried R. Bloch, *Unfree Associations. A Psychoanalyst Recollects the Holocaust* (Red Hen Press, 1999).

问　题

当有需要时，医生是否应该表明自己的身份？

讨　论

上述案例发生在一种极端情况下，医生被要求在可怕的、不确定的、危险的情况下履职。在医疗行业，可能会发生这样的情形：当医生被要求提供医疗帮助时，其自身可能会面临生命危险。虽然法律上不要求医生做"好撒玛利亚人"（见义勇为者），但通常医生负有道德义务对"屋里有医生吗？"的呼唤作出响应。

医疗专业精神的一个特质是医生负有照护职责。一个当医生的人会承诺，他将尽其所能发挥其专业能力。这一承诺本身就是一种责任，医生在道德上有义务履行这一责任，即使这会危及自己的生命。"危险"很难被量化，因此，当医生自身的人身安全面临迫在眉睫的危险时，可以对其承担的特定的照护责任问题进行讨论。

注意义务没有明确的定义，其包含基本的医疗伦理原则，即有利原则、不伤害原则、尊重自主原则，以及其他久已存在的伦理原则。

注意义务意味着在不同的情况下针对不同的人有着不同的要求，并且必须将其置于其他权利、限制与责任的背景下加以考虑。例如，试想一下当医生被要求救治患有极强传染性疾病（SARS 或者艾滋病等）的患者时的情形，医生或护士是否有义务照护这些患者？照护传染病患者或危险患者的医生或护士也有责任保护他们自己及其孩子与亲人免受感染或危险。可以说，在特殊情况下，医生或护士如果疏于注意义务，无论对被遗弃的患者造成多么严重的后果，也未必构成道德上的错误。

布洛赫医生意识到，他作出的挺身而出并诚实地陈述自己所受医疗培训情况的决定可能会对他的生活产生重大影响。他认识到，这一决定可能危及自己的人身安全，也可能会救自己一命。他还意识到，他的决定至关重要，因为这样他就可以获得集中营里某项职能所需的工作人员的身份。同时，他意识到，他的医学身份不仅有可能确保自己活下来，也有可能确保需要医疗帮助的囚犯同伴活下来。

布洛赫医生在这两种情况下都作出了正确的伦理决定了吗？如果他选择不透露自己的医生身份和地位，将会发生什么？

3.2 对待敌人

案例研究1

埃尔坎南·埃尔克斯医生（Dr. Elkhanan Elkes）是立陶宛科夫诺（Kovno）犹太人区犹太理事会的当选领导人。他作为犹太人区委员会的领导人，经常不得不作出生死攸关的决定，这不仅影响到他的病人，也影响到整个犹太人社区。与所有其他犹太人区一样，在科夫诺犹太人区，犹太籍医生不得医治任何非犹太籍患者，非犹太籍医生也不得医治犹太籍病人。

一天，负责犹太人区犹太事务的党卫军军士长施蒂茨（Schtitz）感到不适，他要求著名的内科医师埃尔克斯医生为他进行检查，并开具适当的药物。虽然《纳粹种族法》（Nazi Race Laws）禁止犹太医生给德国人提供治疗，但该法律并不总是得到党卫军领导人的遵守，党卫军领导人有时会寻求犹太医生的医治。施蒂茨是一个残酷无情的人，他已经在犹太人区下令并实施了残忍的处决，他还以在犹太人区盗窃犹太人的财产而臭名昭著。

埃尔克斯医生在身为犹太人社区领袖所负的义务和身为医生所负的责任之间左右为难。最终，他决定给这个纳粹军士长进行检查，并给这个病人开具了必要的药物。

事件发生后，埃尔克斯医生告诉犹太人区的犹太同胞亚伯拉罕·托利（Abraham Tory）：

> 这个病人，他的遭遇迫使我去给他做检查，这令人极为无奈。仅仅触摸他——他的手上沾满了犹太人的鲜血——就令人极为厌恶，但我想我做了我该做的事，这可能有助于挽救生命。

参考文献

AbrahamTory, *Surviving the Holocaust. The Kovno Ghetto Diary* (Harvard University Press, 1990).

案例研究2

55岁的波兰医生齐格蒙特·克鲁科夫斯基（Zygment Klukowski）在战争的大部分时间里都担任什切布热斯琴市扎莫斯克县医院（Zamosc County Hospital in Szczebrzeszyn）的院长。1942年11月，扎莫斯克被宣布为波兰第一个正式的纳粹安置区，在那里大约6万名犹太人已经被谋杀，这是纳粹种族清洗计划的一部分。此外，超过10万名波兰人被强行驱逐出该地区，并被送往奴隶劳改营。在整个战争期间，克鲁科夫斯基是波兰地下组织的一员，他写了一本秘密日记。以下是他的日记节选：

> 1940年7月23日：来自比尔戈拉杰的乡村外科医生司南齐博士（Dr. Snacki）……这一天，德国人召集起所有的医生，并通知我们按照德国人的新规定执行关于犹太人的治疗方案。德国人不允许我们签署任何通知（比如释放劳动者的通知）……德国人也不允

许我们照护任何犹太人。当我对此提出疑问后（我说在什切布热斯琴市没有一名犹太医生），德国人同意医院每天只能为犹太人提供一个小时的医疗服务，而且只有在没有其他患者在场的情况下才能如此。但我们仍然无权让犹太人进入医院，除非是在他们患有传染病的情况下。我被迫从医院释放了几个犹太人……我把他们中的许多人留在了医院，以保护他们不被驱逐到劳改营，而不是因为他们得了什么疾病。

1942年5月8日：下午3点左右，镇上开始了一场真正的浩劫。从扎莫斯克来了一批盖世太保，他们命令犹太人委员会提供100名犹太人进行强迫性劳动，只给他们一个小时的时间……一个小时后，盖世太保在宪兵的帮助下开始抓捕犹太人，而实际上他们是开始了大规模的射杀……他们射杀人就如同射杀鸭子，不仅在街上射杀，也在犹太人自己的房子里射杀——男人、女人和孩子，不加区别地被射杀……犹太人来找我寻求帮助，于是我派遣了几个带担架的工作人员去接伤员。过了一会儿，我开始想：我得到了指示……不向犹太人提供任何医疗帮助。于是我打电话给警察局，但被告知犹太人不关我的事。然后我打电话给比尔戈拉杰县的医生，他告诉我，医院无权向犹太人提供任何帮助，因为城里有犹太医生……我派了几个工作人员到医院门口，向犹太人解释我们不被允许接收任何犹太人。

下午4点左右，两名盖世太保和一名"蓝色警察"带着机枪进入医院大厅，询问我是否接纳或帮助过任何犹太人。我告诉他们没有。

下午5点左右，城里唯一的犹太医生博洛特尼

(Bolotny）来恳求我的帮助。我很难过，因为我不得不拒绝给予任何帮助。我这样做只是因为德国人的严格命令。这违背了我自己的良知，也违背了医生的职责。我用余光仍然可以看到那些装满死者的马车……还有许多伤员躺在医院对面的人行道上，而我却被禁止向他们提供任何帮助。

参考文献

Zygmunt Klukowski, *Diary from the Years of Occupation, 1939–1944* (University of Illinois Press, 1993).

问　题

当亟须医治的病人被定义为敌人时，医生应该怎么做？

讨　论

在上述案例中，一名囚犯医生（埃尔克斯）以及一名"被征服"的非军事人员波兰医生（克鲁科夫斯基）被要求医治（或禁止医治）被定义为"敌人"的患者。战争的环境决定了"敌人"的定义，尽管这些专业人员并非在军事背景下工作。但其面临的伦理困境可能与医疗专业人员（尤其是在服役期间）面临的困境相似。

潜在的困境可能是：救治病人和伤员抑或不予救治？听从自己的良知抑或外部权威？遵守医学伦理传统与规范抑或国家当局、军官或狱警的指示？保全自己的人身安全抑或为试图治疗或拯救他人而冒险？

这些案例还表明，不断变化的军事和政治局势也可能导致道德选择和决策的不一致性和可变性。

在战争时期，卫生专业人员经常被置于特定的环境中，需要在对患者的责任与关爱以及对第三方的忠诚之间进行权衡。在某些军事（或其他）情况下，有利、不伤害、患者自主和自我决定等伦理原则可能与医生所负的军事或民事义务要求不一致。在战场上或战区的其他地方，医生可能会面临许多伦理困境，例如，在对待被俘者以及对受伤的敌方士兵或平民的优先治疗等问题上，医生应如何把握。

这种情况可能引起双重忠诚问题，表现为卫生专业人员对患者的职业责任与对第三方的义务之间的冲突。这种情况也可能导致卫生专业人员涉嫌侵犯人权和不遵守医学伦理。当医生的人身安全受到军方或政府当局的威胁时，还可能会引发一些情况。医生到底应对谁负责？

医务人员在救死扶伤与支持军事目的之间左右为难，这种紧张状态给士兵和平民带来了难以避免的道德和人权后果。当医生面临遵循国家政策与谨守国际人道主义法及医学伦理原则的冲突时，医生应该选择后者。

3.3 危险情况下的医疗照护——医生/护士的职责

案例研究

1944年深秋，罗兹犹太人区（the Łódź Ghetto）已经被清洗。在这个犹太人聚居区，曾经居住着20多万名犹太人，此时只剩下约900人。其中，600名犹太人成为清理队的成员，他们住在一个守卫严密的劳改营里，另外300人躲在地窖、废弃建筑物与秘密掩体里。

一天晚上，一个男人偷偷地走进营地。他的妻子躲在一所废弃的房子里，在生下一个男婴后流血不止，生命垂危。他寻求一名外科医生的帮助遭到拒绝，但是这个医生告知他，营地里有一名助产士，也许她会同意帮助他。这个助产士名叫雷切尔·赫申伯格（Rachel Herschenberg），已婚，是一个名叫萨洛美亚（Salomea）的十几岁女孩儿的母亲。赫申伯格一家自1940年5月1日被封城以来，一直生活在罗兹犹太人区。

雷切尔选择帮助这个男人的妻子和孩子。用她女儿萨洛美亚的话说：

> 在一个肮脏的、伪装得很好的地窖里，我母亲检查了这位大出血的妇女，并用一只没有戴手套的、不太干净的手取出了她体内残留的胎盘。我母亲守着她，直到她不再出血，又检查了一下婴儿，然后才独自返回营地。她的脸上洋溢着自豪的神情，说："萨莉*，这是一个健康漂亮的男婴。"

雷切尔决定再去探望她的患者，看看一切是否正常。萨洛美亚试图说服她不要冒险：

> 哦，不，妈妈，这不是产后探视，这是一次危险的旅程，是自寻死路！外科医生不去冒此种风险是符合常理的。此外，这位妇女在怀孕时躲藏起来是愚蠢的，这是一张死亡的双重罚单。我不明白在饥饿、毁灭和被驱逐的情况下，一个人是如何怀孕的？

雷切尔答道：

> 即使在最低限度的生存条件下，亲密感的驱动力也非常强烈，尽管饥饿使我们中的许多人性冷淡……你看不到这种分娩有什么象征意义吗？

萨洛美亚回答说：

---

* 雷切尔女儿的昵称。——译者注

不，我看到您有生命危险，我对象征性符号不感兴趣。不要让我在没有您的情况下死去，也不要让我在没有您的情况下活着，不要走。

雷切尔简短地概述她女儿的恐惧之情，然后她说：

……纳粹剥夺了我们怀孕和生育的权利。我对接生孩子训练有素，而婴儿是生命的希望。他们是我们新国家新生的希望。

雷切尔独自一人再次去探视了那对母子。她喜气洋洋地回来了，还带回一块面包。母亲和孩子都过得很好。

参考文献

Solomea Kape, The Midwife of Łódź, http://www.kozerawski.com/2010/12/27/lodz-ghetto-the-midwife-from-lodz-by-salomea-kape/.

问　题

医务人员在自身生命受到威胁时还负有照护患者的义务吗？

讨　论

在本案中，这位助产士面临利益冲突，即患者接受适当医疗照护的最大利益与她活着的个人利益之间的冲突。她还面临义务冲突，即作为专业人士照护病人的义务与作为母亲照顾自己孩子的义务。

长期以来，医学伦理传统一直支持这样一个原则——医学专业人员（医生、护士及相关人员）应行病人之所需的医治，而不管其自身面临的危险。当然，这并不意味着他们应该忽视自身的危险，只是说对风险的担忧不应该被放在首位。当一个人成为一名医务人员时，他要宣誓成为一名救死扶伤者，并为病人服务。人们普遍认为，医疗专业人员应该尽力帮助患者。尽管要求一名医疗专业人员为他人的生命而放弃自己的生命被认为是超越其职责的，但在必要时，人们还是期望他（或她）以勇敢与人道的态度行事。

本案涉及义务原则，医生、护士和助产士有义务为他人提供照护。然而，在这种情况下，他们也有保护家人的义务。如何权衡职业义务与保护和照顾家庭的义务？正如人们不会为了救一个病人而放弃自己的生命一样，人们也不会为了救陌生人而让家庭成员死亡。本案中的助产士有一个十几岁的女儿。这其中存在的一个问题是，如果她的女儿还是一个婴儿，她会作出什么样的决定？

罗兹助产士的案例也体现了人性的另一个方面：每个人都有为了实现生命的意义而作出决定和选择的自由。

这一点在《人对意义的追寻》（*Man's Search for Meaning*）一书中得到强调，这本书是犹太精神病学家维克多·弗兰克尔（Victor Frankl，他在大屠杀中幸免于难）的著作。弗兰克尔在其意义疗法理论中指出，一个人的财产、家庭、荣誉和生计可能被剥夺，但他的思考、体验和作出个人选择的能力是不能被剥夺的。助产士雷切尔的事例强化了弗兰克尔的方法。雷切尔不负有为了他人的生命而将自己与家人的生命置于危险之中的道德义务，但她却心甘情愿地作出了一个职业选择（即冒着生命危险帮助一名患者，从而实现某种生命意义），尽管在纳粹统治下的犹太人区作此选择是何等的艰难。

参考文献

Victor Frankl, *Man's Search for Meaning* (Pocket Books, 1984).

3.4 改变道德立场

> **案例研究**

1941年6月纳粹占领利沃夫（Lvov）时，著名的细菌学家卢德维克·弗莱克（Ludwik Fleck）教授失去了家，他和家人被迫住在犹太人聚居区。在此，弗莱克教授和一些同事继续研究斑疹伤寒疫苗。尽管条件极其恶劣，但通过努力，他们还是成功地研制出了疫苗。这种基于犹太人患者的尿液研制而成的疫苗挽救了许多接种者的生命。病人在接受斑疹伤寒治疗的同时，也受到保护而幸免于难。

1943年1月，弗莱克教授和他的妻子被驱逐到奥斯威辛集中营。在此，弗莱克感染了斑疹伤寒，但由于已经接种了疫苗，他的症状很轻微。尽管弗莱克最初在奥斯威辛集中营干的是重体力活儿，但后来他被指派到实验室工作，从事囚犯细菌研究。

1944年1月，弗莱克教授被派到布痕瓦尔德的50号街区进行斑疹伤寒疫苗的研究。他和两位同事发现，那里生产的疫苗实际上是无效的。于是，弗莱克和他的同事作出了一个深思熟虑的决定，继续协助生产无效疫苗。这种无效疫苗被送往德国军队，供士兵接种。根据战后弗莱克的证词，研发疫苗的纳粹医生对这项研究的知识掌握非常有限。这种局限使得弗莱克教授和他的同事能够继续生产无效疫苗。与此同时，弗莱克和他的同事设法生产出了一种有效疫苗，并对囚犯同伴进行了疫苗接种。一些有效的疫苗也被作为对照样本送往德国，因此假疫苗从未被纳粹发现。

战后，弗莱克教授作为专家证人在纽伦堡审判中作证，以揭露德国药物集团 I. G. 法本工业公司的罪行。该集团曾与党卫军医生一起开展人体实验,以研发疫苗。

背　景

斑疹伤寒是一种由虱子传播的疾病,在第一次世界大战和第二次世界大战以及前几个世纪的其他战争中都是一种主要传染病。肮脏的环境与过度拥挤的人群(比如贫民区或集中营这样的环境)导致疾病从一个人身上传播到另一个人身上,从而造成疾病的流行。德国当局特别担心斑疹伤寒会传播到士兵和平民身上。对斑疹伤寒与其他传染病的恐惧是德国人在其占领的土地上建立犹太人聚居区的一个理由。犹太人聚居区就是"隔离"区,可以将传染病局限于犹太人群体中。

德国军医认识到,犹太人聚居区的过度拥挤和不卫生的环境可能会导致犹太人区更多的人感染斑疹伤寒。在一些犹太人聚居区的建立过程中,德国医生与犹太医生合作制定了对抗斑疹伤寒的医疗规程。

然而,当德国当局感到斑疹伤寒疫情迫近时,他们迅速采取了残忍的行动。1941年12月,当罗兹犹太人区的吉卜赛人集中营(最初约有5000人)里有人感染斑疹伤寒时,党卫军和德国警察清空了集中营,将所有吉卜赛人送往切尔姆诺,在那里将他们屠杀。另一个例子是立陶宛的科夫诺犹太人区。1941年10月4日,德国人在这个规模较小的犹太人区挑选并杀害了大约2000人,其中包括在犹太人医院里的所有病人和工作人员,他们被封锁在医院里,医院被浇上汽油,然后被付之一炬。对斑疹伤寒的恐惧成为纳粹实施屠杀的理由之一。

在东欧的犹太人区和集中营里,犹太人与非犹太人的囚犯医生通常尽一切可能在拥挤和不卫生的条件下控制斑疹伤寒。他们这样做是为了挽救狱友的生命。此外,这些医生还试图向德国医疗或行政当局隐瞒或掩饰斑疹伤寒爆发的实情。因为他们知道,如果德国人发现在集中营/犹太人聚居区有斑疹伤寒病例,就很有可能大开杀戒。

参考文献

1. Ludwig Fleck, Survivor Testimony/Document 0-3/650, Yad Vashem, Jerusalem.

2. Naomi Baumslag, *Murderous Medicine: Nazi Doctors, Human Experimentation, and Typhus* (Praeger, 2005).

3. Robert S. Cohen, Thomas Schnelle eds., *Cognition and Fact. Materials on Ludwig Fleck* (Reidel Publishing Company, 1986).

问 题

生产这种假疫苗合乎伦理吗?

是否存在合乎伦理的改变医学价值观的情形?

讨 论

弗莱克教授和他的同事不是在典型的研究环境中工作。他们是集中营里的囚犯,他们及其家人的性命(如果他们还活着的话)每时每刻都处于危险之中。尽管如此,他们还是选择利用自己的医学知识,既帮助他们的囚犯同伴,也以他们所拥有的唯一手段来抵制德国的战争企图。他们认识到,在正常情况下,伪造研究数据是不道德的,他们的行为不会让德国士兵受益,甚至可能导致伤害。但是,尽管被监禁并生活在高风险的环境中,他们还是利用自己的医学知识作为一种策略手段来反抗纳粹。从囚犯的视角来看,这具有合理性。身处纳粹集中营的残酷现实中,囚犯医生作出的决定不可避免地与他们过去的伦理价值体系不一致。

医学专业人士应该秉持真理和诚实的价值观,但在不同的环境下,用以判断何谓诚实与伦理上的真理的现实与标准会发生改变。如果这些价值观与其他基本价值观（如生命本身或行善或自由）发生冲突，该怎么办？如果一个谎言或其他不合乎伦理的行为挽救了一个人的生命或一个社区，或者阻止了另一个大恶，那么其是否可以被证明是正当的？

在本案中，将已知的无效疫苗供应给敌方士兵是否合乎伦理？这个问题引发出对战争行为（向敌人提供无效疫苗）与希波克拉底誓言的反思。而后者告诫人们"不要伤害病人"。在战争环境中，医生应对谁忠诚？他或她是否有义务拯救那些致力于谋杀无辜者的生命？在战争中，参与战争的医生是否总是能够以最高的道德操守行事？在这种极端情况下，什么是道德操守？

3.5 遵从纳粹医生

案例研究

米克洛斯·尼斯兹利（Miklos Nyiszli）于1901年出生在罗马尼亚的桑莱奥（Samlyo，Romania），他曾在克吕格大学（University of Clug）医学院学习医学，然后在德国基尔（Kiel）继续学习，于1930年在布雷斯劳（Breslau）完成学业。1944年，尼斯兹利博士与妻子、女儿一起被驱逐到奥斯威辛－比克瑙。抵达比克瑙后，他们被党卫军医生约瑟夫·门格勒博士（Dr. Josef Mengele）选中加入适合工作的小组。门格勒告诉小组成员，他正在寻找一位具有法医专业知识的医生。在接受了门格勒的询问后，尼斯兹利被选中，接着被剃光头、消毒并文身。随后，他被带到一个新装修的解剖室从事尸检工作。

尼斯兹利博士受命对作为实验对象的侏儒和双胞胎以及其他为医学研究而被解剖的囚犯尸体进行尸检，并被要求将他的解剖研究报告发送给柏林德皇威廉人类学、遗传科学和优生学研究所

(Kaiser Wilhelm Institute on Anthropology, Hereditary Science and Eugenics)。作为工作的一部分，他还被要求为党卫军工作人员和犹太战俘特遣队（他们从毒气室中搬运尸体并将尸体转移到火葬场）提供医疗照护。

尼斯兹利在工作中发现了残暴实验的精确细节以及谋杀受害者的方法。尼斯兹利反复写到，他不奢望在难民营中幸存下来，但他也知道，除非他履行医生的职责，否则他会被谋杀。尼斯兹利写道：

> 当我想到在火葬场的短暂工作中，我了解到那么多东西，以及在轮到我死之前，我还会知道更多细节，却连一句反对的话都不能说时，这真的让我毛骨悚然。从我穿过火葬场大门的那一刻起，我就意识到了不可避免的事情，现在我知道了这么多秘密，我丝毫不怀疑自己已经形同死人。指望门格勒博士和柏林-达勒姆研究所让我活着离开那个地方，简直是痴心妄想。

尼斯兹利博士和他的同事特遣队囚犯详尽地记录了大屠杀的凶手、受害者、方法和工具。特遣队成员签署了这份文件，并将其埋藏。虽然这份文件从未被发现，但在战后发现了类似的文件。

1945年1月下旬，尼斯兹利博士被驱逐到毛特豪森，并于1945年5月6日被美国军队解救。他的妻子和女儿在卑尔根-贝尔森（Bergen-Belsen）被解救。战后，尼斯兹利博士回到奥尔迪亚市（the city of Ordea）再次从医。1956年5月，尼斯兹利博士死于心脏病。

尼斯兹利博士的回忆录于1946年首次出版，这是关于纳粹实验、毒气室和奥斯威辛火葬场较早、较详细的见证之一。

参考文献

Miklos Nyiszli, *Auschwitz. A Doctor's Eyewitness Account* (Arcade Publishing, 1993).

问　题

医生遵从敌人是合乎道德的吗？

讨　论

尽管门格勒与尼斯兹利两位医生的行为都关涉人体研究的原则与目的，但他们二位工作的目标却大相径庭。门格勒的研究旨在帮助证实纳粹生物种族理论，并实现他自己的职业、学术与意识形态目标。而尼斯兹利博士在作为一名医生、医学解剖学家参与门格勒的研究时，同时也是一名囚犯，他为了自己和家人的生存而不得不这样做。显而易见，这两位医生的工作目标截然不同。

一个未曾经历过如此可怕际遇的人是无法体会遵从的限度或诱惑的。我们在对此作道德判断时应当保持谦恭。此外，即使是在最美好的人性事例中，也应当考量时代与环境因素。

然而，在尼斯兹利博士的案例中，有几点尤为令人关注：

（1）他履行了医生的职责，因为如果不这样做，很可能他与家人将性命不保。这是一个不可否认的事实。

（2）他没有参与病人甄选活动，只是承担病理学家的角色。他没有造成囚犯的死亡，也无法挽救他们的生命。在这一点上，他只能保全自己的生命，并通过对纳粹的遵从，争取保全他的妻子与女儿的生命。

（3）他作为一名医生，既帮助了一些罪犯（党卫军），也帮助了其他囚犯。他在履行医生职责的过程中，既帮助他人生存下来，也对纳粹实施的种族灭绝流程更加了解。

（4）一有机会，他便记录下纳粹实施种族灭绝流程中的杀人方法。他这样做，是出于对子孙后代的利益与社会正义的考虑，如果被发现，很可能会招致杀身之祸。

本案的一个主要启示是，我们必须以极强的谦卑态度考虑"遵从"问题。我们会怎么做？我们会作出什么选择？在当下，当我们在自己的国家被要求遵守不公正或不公平的政策、法规和法律时，我们应该怎么做？同时，还有一个两相对立的问题：为确保我们家人与亲人的安全，我们会怎么做？而我们怎么做则是将我们的家人与亲人置于危险境地？

当翻阅尼斯兹利的著作《工作中的骄傲》（*Pride in work*）时，心绪五味杂陈。尼斯兹利博士的的确确为自己的工作感到自豪，这一点可以从他对一丝不苟的尸体解剖、发现和临床报告的描述中得以发现。尽管在平时，对自己的工作感到自豪是可以理解的，甚至是值得嘉许的，但当这种自豪感出现在尼斯兹利对工作的叙述中时，却令人不安。然而，也许正是这种工作自豪感，支撑着尼斯兹利挺过奥斯威辛火葬场地狱般的磨难而得以幸存下来。

4. 堕胎：纳粹医生与囚犯医生的视角

案例研究 1

在犹太人居住区对健康的犹太妇女实施堕胎

阿哈隆·佩雷茨博士（Dr. Aharon Peretz）是一名在科夫诺犹太人居住区工作的妇科医生，他记录了犹太医生如何想方设法保护孕妇的事例。他在回忆录中写道：

> 我成功地让那些怀孕八个月或九个月的妇女能够继续妊娠。孕妇们设法躲起来，白天不出门。我是医院的产科医生，我要设法为这些妇女的分娩保密。我指导助产士和病人如何保守怀孕的秘密，并告诉她们只有在紧急情况下才能给我打电话……
>
> ……在犹太人居住区，对于这些孕妇来说，除了堕胎，几乎没有其他出路。而此前，只有当孕妇的健康受到威胁时，才被允许堕胎。现在，不是结核病或任何其他严重疾病构成堕胎的原因，而是盖世太保及其种族灭绝政策！……
>
> ……当孕妇到医院时，我只能木然地对其进行处置。

参考文献

Aharon Peretz, *They did not Cry in the Camps* [Hebrew] (Massada, 1960).

<u>案例研究 2</u>

发生在集中营里的堕胎

吉塞拉·佩尔博士（Dr. Gisella Perl）是一名犹太妇科医生，她来自特兰西瓦尼亚的马拉马罗斯·西盖特（Maramaros Sziget, Transylvania）。1944 年，她与父母、丈夫和儿子一起被驱逐到奥斯威辛集中营，后来只有她一个人活了下来。她救治过奥斯威辛集中营里的女囚。在奥斯威辛集中营，佩尔博士目睹孕妇们被活活扔进火葬场，她回忆道：

> 但渐渐地，恐惧变成了反抗，这种反抗让我摆脱了无精打采的状态，给了我新的生存动力。我必须活着。我要把集中营里的所有孕妇从这种地狱般的命运中拯救出来。我要拯救母亲们的生命，如果没有其他办法，那就通过摧毁她们未出生孩子的生命来实现。我跑回营地，从一个营区走到另一个营区，把我看到的情况告诉那些女士们……我给妊娠八个月、七个月、六个月、五个月的孕妇接生——在匆忙和黑暗中，在恶劣的条件下，用我的五个手指给她们接生……
>
> 没有人会知道扼杀这些婴儿对我来说意味着什么。经过多年的医学实践，分娩对我来说仍然是这个世界上最美丽、最伟大的奇迹。我爱那些新生儿，不是作为一名医生，而是作为一个母亲。我一次又一次地扼杀我自己腹中的胎儿，以挽救一个女人的生命。每次，当我跪在营房地板上人的排泄物中接生时（没有医疗器械，没有水，没有最基本的卫生条件），我都祈祷上帝帮助我拯救这些母亲，否则我就再也不会碰孕妇了。如果我不

这么做，母亲和孩子都会被残忍地杀害。上帝对我很好，显出神迹，经过我手的每一个妇女都康复了，能够工作，至少在一段时间内其生命得以被挽救，这对每个医生来说都像童话故事。

参考文献

Gisella Perl, *I was a Doctor in Auschwitz* (Ayer Company Publishers, Inc., 1997) [original book published in 1948].

背景：纳粹将堕胎作为优生工具

在整个魏玛时期，德国都在辩论堕胎的合法性问题，并出现了堕胎合法化运动。然而，许多医生反对堕胎自由化。当纳粹于1933年掌权后，德国社会各界发生了迅速的、巨大的政治转向。曾经反对堕胎的医学协会和医生团体，转而支持纳粹的种族主义堕胎观。基于种族卫生原则的纳粹堕胎政策主要包括两个方面：对健康的德国妇女，禁止堕胎（此为积极优生学政策）；对不健康的德国妇女与非雅利安妇女，堕胎合法化（此为消极优生学政策）。

对纳粹来说，禁止雅利安妇女堕胎的政策至关重要。健康的德国妇女被禁止堕胎，若违反则可能会被依法定罪。巴伐利亚州的官方医学杂志宣布堕胎是一种叛国行为。政府设定了所谓"四口之家"的构想，妇女根据其子女的数量被授予"德国母亲荣誉十字勋章"。对于健康的雅利安妇女而言，各种形式的节育措施都受到严格控制，而且只有在其有生命危险的情况下才被允许堕胎。纳粹医生通常建议将结婚作为未婚先孕的解决方案。

尽管堕胎对健康的德国妇女来说是非法的，但基于种族卫生政策的堕胎却是法律所允许的。1935年的《绝育法》以优生学为由使堕胎合法化，允许对已经被计划绝育的妇女实施堕胎。此外，内政部鼓励公共卫生医生为具有"反社会"倾向的女性患者申请堕胎（与绝育）。

纳粹的绝育计划特别针对犹太女性和其他"劣等"女性（比如妓女）。从纳粹的角度来看，正是这些女性"污染"了雅利安人的基因库，并使得被认为"不值得活着"的个人和种族得以延续。1938年，一家德国法院宣布犹太妇女堕胎合法。

第二次世界大战一开始，纳粹的堕胎政策越发激进。1942年春天，纳粹颁布法令，一些犹太人居住区被禁止生育孩子。纳粹对生育犹太孩子的行为进行严厉的惩罚：处死母亲、孩子乃至整个家庭成员。如果犹太妇女在集中营被发现怀孕，她也要被迫堕胎，而实际上，通常情况下，被发现怀孕的妇女会被立即处死。

被迫在德国工厂做劳工的波兰与其他东欧国家的妇女也被强制堕胎，以便让其尽早回到劳奴岗位上。纳粹人口控制政策规定如下：

> 当东部被占领土上的女孩儿和妇女堕胎时，我们乐见其成。无论如何，我们都不应该反对。元首认为，我们应该发展繁荣的避孕药具贸易。我们对非德国人口的增长不感兴趣。

> 极有必要开设专门的堕胎机构，并为此培训助产士和护士。如果这些机构运作得当，人们会更愿意堕胎。医生必须能够提供帮助，以防有任何违反其职业道德的问题发生。俄罗斯医生或俄罗斯医生协会不得被告知这一规定，在个别情况下，可告知其妊娠因社会困境而中断。

参考文献

1. N. Robert, Proctor, Racial Hygiene. *Medicine under the Nazis*

第二部分　囚犯医生的历史背景

(Harvard University Press, 1988).

2. *Deadly Medicine. Creating the Master Race.* (USHMM, 2004).

问　题

在有关堕胎的伦理议题上，医生扮演了何种角色？

讨　论

世界医学会要求医生在任何情况下都尊重人的生命。在妊娠状态下，这个问题变得很复杂。如果母亲和胎儿/未出生的孩子处于危险之中，那么谁的生命应该受到尊重？在此种情况下，母亲的利益与其未出生孩子的利益发生冲突，从而造成两难困境，并引发是否应该终止妊娠的难题。

犹太人居住区和集中营里的囚犯医生主要考虑母亲的生命，部分原因是新生儿在这样的环境中存活的概率很低。此外，危险情势要求医生在不断变化的、恶劣的和不确定的情境中按照他们的判断行事。大多数医生在实施堕胎时都是根据其个人与职业良知行事的。他们想挽救孕妇的生命，尽管该孕妇的健康并未受到妊娠的威胁，但如果她被发现怀孕，她的生命将面临巨大风险。

人们可能会问，在这种危险情况下，顺从自己的良心是一项义务还是一项特权。试想一下，当时医生所面临的极其残酷的情形是：如果不堕胎，妇女和婴儿肯定会被处死。这就是那些在良心上反对堕胎但又认为堕胎势在必行的医生所面临的困境。当时，佩尔医生的良心指示她杀死婴儿，以拯救母亲。然而，她在大屠杀中幸存多年后，她的良心因扼杀这些婴儿而备受折磨。

医生应尽其所能，尊重对未出生婴儿生命的不同看法，并依法行事，但同时要根据他们的个人信念和良知行事。虽然医学界的职责不是强制执行任何特定的政策或立法，但医生有责任保护患者，并维护他们自己在社会中的权利。因此，在法律允许进行治疗性流产的情况下，手术应由有资质的医生在相关当局批准的场所进行。

毫无疑问，纳粹法律以女性的种族出身作为禁止或允许她们堕胎的依据，是完全不道德的。医生据此实施堕胎手术（非治疗性堕胎），也违反了所有的伦理原则。此时，他们并未关注病人的最佳利益。反之，他们对健康没有受到威胁的妇女实施堕胎手术，只是为了维持当时确立的纳粹种族政策。

今天，人们普遍认为，如果一个医生的内心信念不允许其建议或实施堕胎，其本人可以退出，而由其他符合资质的同事进行，以保证医疗照护的连续性。我们没有看到过德国医生拒绝实施以优生学为由的堕胎的相关报道。可见，在当时，国家的社会目标与种族需求凌驾于患者的个人与医疗需求之上。我们再次看到，无论是个人的还是职业的良知，都会受到时代、文化和社会规范以及环境的极大影响。

5. 照护临终病人：拒绝协助病人死亡

案例研究

埃利·科恩博士（Dr. Elie Cohen）是一名来自荷兰的犹太医生，曾是奥斯威辛集中营的一名囚犯医生。在集中营里，他目睹了成千上万的囚犯被选中送进毒气室毒死。他还亲眼看到集中营医疗区甄选囚犯的过程：纳粹医生让病人从他的身边走过，然后随心所欲地挑选哪些囚犯可以活下来，哪些囚犯将被送往毒气室处死。甄选的基本规则是，住院时间超过两周的患者将被毒气毒死。

一天，一名临终患者（他已经在医院住了两周了）在得知自己即将被选择处死的结局后，他找到了科恩医生，问他：

> 科恩，我有一个非常重要的问题要问你：你能给我足够的麻醉剂，以确保我进入毒气室时不再有意识吗？

科恩医生拒绝了病人的要求，没有给他任何麻醉剂。他后来回忆道：

> 我为什么不给那个教授任何药物呢？当然，这对我来说是一个非常痛苦的问题。因为我害怕！因为我不想把自己的生命置于不必要的危险之中。无论如何，他都会死的。当时我还可以活着……是的，你自己推理，相信我。这并不是说我想制定一个标准，但正如我当时所

推断的那样：我需要为一个已经被判处死刑、一个就要被带到毒气室的即将死亡的人冒生命危险吗？我本可以给他一些药物的，但我没有这样做！我没有这样做！

参考文献

Elie A. Cohen, *The Abyss. A Confession* (W W Norton & Company, 1973).

问　题

在对待临终病人时，应秉持什么样的伦理立场？

讨　论

科恩医生的案例并不是常规案例，他和他的病人都是奥斯威辛集中营的囚犯。在极其恶劣的条件下，科恩医生是一名垂死病人的主治医生。这个垂死的人请求主治医生减轻他的痛苦，让他死得容易些。患者知道自己无论如何都会被判死刑，他可能会感到恐惧和痛苦。

这位医生本可以帮助他的病人，但这样做他将面临巨大的危险。他能采取什么行动呢？在伦理上，他负有不顾自身危险而去减轻病人痛苦的义务吗？他负有帮助一个必死无疑的患者的义务吗？

医生在治疗临终病人时负有什么职责？

今天，有关医生帮助临终者的伦理辩论时有耳闻，其基本立场是：对于一个临终病人来说，一个理性的选择便是在医生的帮助下在生命行将终结时逃离难以忍受的痛苦。医疗帮助并不总是具有治疗性质，也可以是对病人情绪、精神或心理症状的缓解。

照护临终病人时涉及几个价值观问题。医生的首要目标应该是让患者能够有尊严、舒适地死去。此时所涉及的伦理议题包括生命价值、自主原则、有利原则和不伤害原则。根本性难题是如何在生命神圣性和自主原则之间取得平衡。此外，还必须对这些价值进行界分。

然而，画一条泾渭分明的界线是不可能的，每一种价值都不是绝对的。可作如下合理假设：当患者的自主意愿是延长生命时，这便与生命神圣原则相一致，理应都得到尊重，尽管在照护者看来，患者的愿望似乎无法实现。然而，当患者的自主意愿是要求缩短生命，从而与生命神圣原则相对立时，患者的立场就成为影响决策的重要因素。人们通常认为，如果临终患者有行为能力，那么对自主和人性尊严的尊重可能会优于对生命价值的尊重。

有些人会认为，医生协助死亡在伦理上无法得到辩护，因为这直接违背了医生的传统职责——救死扶伤。

当对临终病人的治疗作出决定时，医生会面临复杂的伦理困境。世界医学会的指南指出："医生不应该放弃临终病人，而应该继续为其提供富有同情心的照护，即使治愈已经不可能了。"当然，医生也会考虑自己的个人价值观，应该按良心行事。

为了避免伦理冲突并鼓励对临终患者进行适当治疗，很多人提议建立预先指示或生前预嘱制度，他们认为这项制度可以兼顾患者权利与善终。此外，有些国家的立法机构授予临终病人相关权利，以应对这一复杂议题所涉及的伦理困境。

针对前述案例，没有简单易行的方案。当时的情况非常极端，科恩博士所作的决定是当时他认为的正确决定。当时他的病人即将赴死，如果他为病人提供舒缓治疗，他可能就会遭遇灭顶之灾。无论是在奥斯威辛集中营，还是在以后的生活中，每当回想起这件事，科恩博士就对自己的选择感到痛苦。

6. 讲真话

案例研究1

阿尔伯特·哈斯（Albert Haas）医生是一名具有匈牙利与法国血统的犹太医生，受募于法国抵抗运动。在他的身份暴露后，他被德国人抓获，受到严刑拷打，然后被送到达豪集中营。后来，哈斯被送往古森Ⅱ号集中营，该集中营是奥地利林茨附近毛特豪森集中营的一部分。哈斯后来写道：

>于是，我开始了职业生涯，在古森Ⅱ号集中营做该死的医生。

他被党卫队医生费特（Fetter）任命为集中营医院的主治医生。在"挑选"日来临时，他必须向费特出示一份囚犯名单及人数。然后，囚犯们背对党卫军医生站立，党卫军医生会对被选中进入毒气室的囚犯患者进行核查。如果囚犯能把拳头放在两腿之间，意味着这个人已经足够瘦弱，"适合进入死刑室"。然后，被选中的囚犯被带走，再也不会回来了。

哈斯医生写到，犹太医生和工作人员知道这些病人是被杀害的，但不知道是怎么被杀害的。为了挽救他们的生命，哈斯决定对他们撒谎，并告诉他们出院对他们有利。他写道：

>我拒绝在疗养营房囚犯的挑选中发挥作用。很快，我意识到我可以更加积极地参与拯救生命的斗争，或者

至少延缓死亡。当我得知"挑选"日来临时，我就把那些我认为足够强壮的囚犯放出来，让他们在接下来的几天里在营地生存下来。一旦"挑选"结束，我就会重新接纳他们进入营房。

问题是，这些囚犯中有许多人拒绝被释放。他们认为我把他们放出去，会让他们送死或受到人身攻击。他们不相信我。许多被选中的囚犯都拒绝了我的帮助。

参考文献

Albert Haas, *The Doctor and the Damned* (St. Martin's Press, 1984).

案例研究 2

戈特菲尔·布洛赫（Gottfired Bloch）在被送往奥斯威辛集中营时，是一名年轻的、快要取得执业资格的医生。他与捷克家庭集中营的囚犯们一起工作。他和其他囚犯耳闻有关毒气室里杀人的事情，他们看到火葬场在冒烟。后来，他写下了自己作为一名集中营医生的经历：

然而，即使在医院里，我们与集中营的其他部门的接触也比大多数人要多，我们也设法将可能发生的事情推向现实的边缘。每次当我不得不面对可怕的毁灭过程时，我都感到深深的绝望，并抓住一些东西来否认真相。我经常对我的病人说鼓励的话，直到我发现自己几乎相信了它们。当然，我知道发生了什么……告知他们真相是我的职责吗？这有什么帮助？……我对我的病人和医院员工隐瞒了真相，但却无法掩饰我深深的痛苦。

参考文献

Gottfried R. Bloch, *Unfree Associations. A Psychoanalyst Recollects the Holocaust* (Red Hen Press, 1999).

问 题

医生应该始终告诉病人真相吗？

讨 论

这个问题看似简单，实际上却非常复杂。不说实话可能有多种形式与多种目的，并导致多种不同的后果。在人类的交流中充斥着真实和不真实的问题，其出现的场景多种多样，可以出现在家庭、俱乐部、工作场所，可以出现在政治场合、国际关系、宗教组织中，当然还可以出现在医生/患者关系中。在每种场景下，人们对问题与关键因素的认知都有所不同。在临床上，说实话需要同情心、智慧、敏感性和适当的时机。在某些情况下，不说实话所带来的危害可能比完全说实话带来的危害要小。

如果有什么理由允许不告知真相的话，那么有哪些理由呢？在何时以及何种情况下，不完全披露真相是可以得到辩护的呢？禁止说谎的规则有哪些例外呢（如果有的话）？

出于多种原因，在临床环境中说谎是不对的，但不完全披露真相可能在道德上是情有可原的。例如，如果一名患者情绪低落、失去理性并有自杀倾向，那么医生就需要审慎行事，以免全面披露会造成严重危害。在患者过于悲观的情况下，若向其披露负面可能性很可能会真的导致这种负面情况的发生。这也可以在上述情况下进行论证，尽管当时处于极端的情境中。集中营里的一些患者很可能因不了解全部真相而受益，但其他人可能会受到无意的伤害。即使在奥斯威辛这样的地方，每个人、每种情形以及每种境况可能因多种不断变化的因素而有所不同。

说实话不仅是一项伦理义务，而且必须被纳入医患关系中，还与临床判断相关。告知真相必须与尊重（患者）自主原则、有利原则、公正原则联系起来，还要与对他人的保护联系起来。

在某些传统文化中，并不将患者视为具有不可侵犯权利的自治实体，而是将其视为大家庭的一分子。家庭成员而不是患者会得到医疗信息，尤其是致命诊断等威胁性信息。医学伦理和实践要求尊重不同的患者及其家庭所置身的文化习俗与个人偏好。

在上述案件中，集中营囚犯医生作出的判断与他们在这种极端情况下的道德正确性认知是相符的。在这种极端情况下，患者可能在一定程度上受益于不了解全部真相。至少根据奥斯威辛集中营的日常情况，许多患者也很可能知道这些挑选意味着什么。然而，在这种情况下，布洛赫医生的"鼓励之词"是出于同情。

如果每个人都知道死亡是他/她的目的地，那么他/她可能会作出不同的反应。也就是说，如果患者知道"留在医院"会增加他们被选择死亡的概率，他们会留下来吗？而且，如果他们知道，他们会不会或者能不能为自己的"最终死亡"之旅作更好的准备呢？

每个人，尽管有不同的背景，最终还是作为一个独特的个体来应对疾病与死亡的。如果我们把说真话从等式中拿掉，我们不也就去除了个人应对死亡的能力吗？

7. 医学上的"无选择"之选择

> 案例研究

马克西米利安·塞缪尔（Maximillian Samuel）医生1880年出生于科隆（Cologne），在第一次世界大战之前他是一名妇科执业医生。在一战期间，他作为一名军医，被授予英勇勋章。随着纳粹歧视犹太医生政策的出台，塞缪尔的行医执照被吊销，他被迫关闭了自己的诊所。1938年7月，他被盖世太保逮捕，但他与家人设法逃到了比利时。然而，1943年8月，他被抓获，并与妻子和女儿一起被驱逐到奥斯威辛集中营。他的妻子在一到达集中营后就被立即送往毒气室毒死，他与女儿在最初的甄选中幸存了下来，并被送往奥斯威辛的一家工厂工作。

塞缪尔医生随后被转移到奥斯威辛一号集中营10区，在那里，纳粹正在对囚犯妇女进行实验（包括切除生殖器官），他的妇科医生经历被派上了用场。从幸存者的证词来看，塞缪尔医生有意阻碍了其中的一些手术：他没有切除实际的器官，但让人觉得切除了。其中一些受害者在战后能够生育，并将他奉为他们的救世主。而另一些囚犯记得，他似乎愿意与纳粹合作开展这些实验。他还被描述成一个绝望的或"精神状况不佳"的人，他担心女儿的生命安危，如果他不与纳粹医生合作的话。

1943年10月，塞缪尔医生被带到比克瑙的毒气室，并被处死。至于为什么会发生这种情况，有以下几种观点：他有意破坏手术；他对实验的情况"知之甚多"；他的精神状态在"恶化"，已无法工作。

参考文献

1. Robert J. Lifton, *The Nazi Doctors. Medical Killing and the Psychology of Genocide* (Basic Books, 2000).

2. Susan Benedict and Ruth Jolanda Weinberger, *Medical Personnel in Auschwitz.* Medizinische Experimente in Nationalsozialistischen Konzentrationslagern. Ludwig Boltzmann-Institut für Historische Sozialwissenschaft (Vienna, 2008).

3. Daniel S. Nadav, *Medicine and Nazism* (The Hebrew University Magnes Press, 2009).

问　题

是否存在无法作出合乎伦理的医疗决策的情况？

讨　论

上述案例几乎不言自明。这位医生发现自己身处一个特殊的时期与地点，他不得不作出关键性决定：这些决定将影响他的个人生活与职业生涯。这些决定不仅影响他的生命安危、他女儿的生命安危，还会影响那些他为其实施手术的患者的生命安危。

我们从纳粹大屠杀以及人一生的经历来看，人，无论其处于何种地位，并不总是在所有情况下都作出相同的选择。作为人类，我们的道德选择和决策并不总是一致的。在大屠杀期间，这种不一致性往往因一个人的身体状况，监狱、贫民区或藏匿处的直接环境，以及决策如何影响自己和亲人的生存而加剧。从字面上看，而且经常是每一天，一个人的选择对他/她以及他人来说都是生死攸关的。

由于塞缪尔医生已被送入毒气室毒死，我们无法完全弄清楚他作决定的动机与考量，但从其狱友、其他医生、患者（实验的受害者）和其他人的证词中，我们可以提出如下必要的问题：

- 他是纳粹的合作者吗？
- 他是否滥用了医生身份？
- 他会作出其他决定吗？
- 他是否为了女儿的生命安危而顺从？
- 他作出的决定是为了破坏纳粹的实验吗？
- 在这种情况下，是否有可能作出合乎伦理的选择？

在塞缪尔医生的案例中，如果他最初拒绝服从纳粹，最终的结果无外乎是死于毒气室。然而，他通过挽救一些囚犯的生育能力，做了一些其他囚犯医生可能不会做的好事。

大家对他的看法不一，这并不奇怪。一方面，目睹其执业行为的囚犯医务人员认为，他遵从纳粹的要求实施手术的行为是对医生职业伦理的违背。另一方面，那些其生命与未来生育能力被拯救的女士们则认为，他是一个善良的人，一个有道德的医生。

附　录

附录 1

纽伦堡法典（1947 年）

1. 受试者的自愿同意绝对必要。这意味着接受试验的人有同意的合法权利；应该处于有选择自由的地位，不受任何势力的干涉、欺瞒、蒙蔽、挟持、哄骗，或者其他某种隐蔽形式的压制或强迫；对于实验的项目有充分的认知和理解，足以作出肯定决定之前，必须让他知道实验的性质、期限和目的；实验方法及采取的手段；可以预料得到的不便和危险，对其健康或可能参与实验的人的影响。确保同意的质量的义务和责任，落在每个发起、指导和从事这个实验的个人身上。这只是一种个人的义务和责任，并不是代表别人，自己却可以逍遥法外。

2. 实验应该收到对社会有利的富有成效的结果，用其他研究方法或手段是无法达到的，在性质上不是轻率和不必要的。

3. 实验应该立足于动物实验取得结果，对疾病的自然历史和其他问题有所了解的基础上，经过研究，参加实验的结果将证实原来的实验是正确的。

4. 实验进行必须力求避免在肉体上和精神上的痛苦和创伤。

5. 事先就有理由相信会发生死亡或残废的实验一律不得进行，除了实验的医生自己也成为受试者的实验不在此限。

6. 实验的危险性，不能超过实验所解决问题的人道主义的重要性。

7. 必须作好充分准备和有足够能力保护受试者排除哪怕是微之又微的创伤、残废和死亡的可能性。

8. 实验只能由科学上合格的人进行。进行实验的人员，在实验的每一阶段都需要有极高的技术和管理。

9. 当受试者在实验过程中，已经到达这样的肉体与精神状态，即继续进行已经不可能的时候，完全有停止实验的自由。

10. 在实验过程中，主持实验的科学工作者，如果他有充分理由相信即使操作是诚心诚意的，技术也是高超的，判断是审慎的，但是实验继续进行，受试者照样还要出现创伤、残废和死亡的时候，必须随时中断实验。

附录 2

1900 年普鲁士宗教、教育与医疗事务部指令

普鲁士宗教、教育与医疗事务部部长对大学医院、综合诊所和类似机构的所有医务主任的指示:

1. 我建议大学医院、综合诊所和类似机构的医务主任,除诊断、治疗外,所有的医疗干预和免疫目的,无论其他法律或道德授权,在任何情况下都被排除在外,如果:

(1) 人体受试者未成年或者因其他原因无行为能力的;

(2) 人体受试者未明确表示同意的;

(3) 同意之前没有对干预可能产生的负面后果进行适当解释的。

2. 同时,我确定:

(1) 这种干预只能由医务主任本人或经他的特别授权进行;

(2) 在这种性质的每次干预中,都必须在病历中记录一条记录,证明已满足第 1 条第 1—3 项和第 2 条第 1 项规定的要求,并说明病例的详细信息。

3. 现有的关于诊断、治疗和免疫目的的医疗干预的说明不受本指令的影响。

附录 3

1931 年德国新疗法与人体实验指南

以下关于人体治疗和科学研究的指南被认为是第一个此类指南，最初是作为帝国内政部部长 1931 年 2 月 28 日的通告发布的。该指南一直持续到 1945 年，但没有被纳入二战结束时生效的帝国立法中。有趣的是，该指南注意到了纳粹研究人员的指导方针和实践之间的脱节。

1. 为了使医学科学继续发展，在适当的情况下启动新的、尚未充分试验的方法和程序的治疗是不可避免的。同样，也不能完全排除涉及人类受试者的科学实验，因为这将阻碍甚至阻止疾病诊断、治疗和预防的进展。因此，给予医生的自由应与他的特殊责任相权衡，即始终意识到他对接受创新疗法或进行实验的任何人的生命和健康负有主要责任。

2. 就本指南而言，"创新疗法"是指涉及人类并用于治疗目的的干预和治疗方法。换句话说，就是在特定的个案中实施，以诊断、治疗、预防疾病或痛苦，或消除身体缺陷为目的，尽管其效果和后果无法根据现有经验进行充分评估。

3. 就本指南而言，"科学实验"是指涉及人类的干预措施和治疗方法，被用于研究目的，在个案中不被用于治疗目的，其效果和后果无法根据现有经验进行充分评估。

4. 任何创新疗法都必须根据医学伦理原则和医学实践及理

论规则进行论证和实施。在所有情况下,应检查和评估可能发生的任何不利影响是否与预期利益相称的问题。创新疗法只有在动物试验(如果可能的话)中预先测试过的情况下才能被实施。

5. 只有在受试者或其法律代表根据事先提供的相关信息明确同意该程序后,才能实施创新疗法。

在拒绝同意的情况下,只有当创新疗法构成挽救生命或防止严重损害健康的紧急程序,并且在这种情况下无法获得事先同意时,才可以启动创新疗法。

6. 如果受试者是儿童或18岁以下的人,则必须特别小心地审查是否使用创新疗法的问题。

7. 利用社会困境来进行创新疗法不符合医学伦理原则。

8. 在涉及活微生物,尤其是活病原体的创新疗法方面,应特别谨慎。只有当手术被认为是相对安全的,并且在这种情况下通过其他方法不可能获得类似的益处时,这种治疗才被认为是允许的。

9. 在诊所、综合诊所、医院或其他治疗和护理机构,创新疗法只能由主管医生或根据其明确指示行事并完全负责的另一名医生实施。

10. 应就任何创新疗法编写一份报告,说明该程序的目的、理由和实施方式。特别是,报告应包括一项声明,说明事先已向受试者或其法律代表提供了相关信息,并已取得同意。如果治疗是在未经同意的情况下,在第5条第二段所述的条件下进行的,则声明应提供这些条件的全部细节。

11. 任何创新疗法的结果只有在病人的尊严和人性的要求得到充分尊重的情况下才能发表。

12. 本指南的第4—11条应比照适用于科学实验(参见第3条)。

以下附加要求应适用于此类实验：

（a）未经同意，禁止任何情况下的实验。

（b）如果可以用动物研究代替，则应避免涉及人类受试者的实验。只有在获得了医学科学为澄清和确认实验有效性而采用的生物学方法（实验室测试和动物研究）所能收集的所有数据之后，才能进行涉及人类受试者的实验。在这些情况下，涉及人类受试者的无动机和无计划的实验显然应该被禁止。

（c）涉及儿童或18岁以下青少年的实验，如果以任何方式危及该儿童或青少年，应予以禁止。

（d）涉及濒死受试者的实验不符合医学伦理原则，因此应被禁止。

13. 虽然医生，特别是医院机构的负责人，可能被期望以对患者怀有强烈的责任感来行事，但同时不应剥夺他们通过寻求新方法来保护/治疗患者或缓解/减轻患者病痛的责任的履行（Verantwortungsfreudigkeit），即使他们根据自己的医疗经验确信已知的方法可能会失败。

14. 学术培训课程应该抓住每一个合适的机会，强调医生在实施一种新的疗法或科学实验以及发表其成果时的特殊职责。

附录 4

赫尔辛基宣言（2024 年版）

1964 年 6 月芬兰赫尔辛基第 18 届世界医学会全体大会通过，经下列全体大会修订：

1975 年 10 月，日本东京，第 29 届世界医学会全体大会；

1983 年 10 月，意大利威尼斯，第 35 届世界医学会全体大会；

1989 年 9 月，中国香港，第 41 届世界医学会全体大会；

1996 年 10 月，南非萨默塞特，第 48 届世界医学会全体大会；

2000 年 10 月，英国苏格兰爱丁堡，第 52 届世界医学会全体大会；

2002 年 10 月，美国华盛顿哥伦比亚特区，第 53 届世界医学会全体大会；

2004 年 10 月，日本东京，第 55 届世界医学会全体大会；

2008 年 10 月，韩国首尔，第 59 届世界医学会全体大会；

2013 年 10 月，巴西福塔雷萨，第 64 届世界医学会全体大会；

原文为 2008 年版《赫尔辛基宣言》，该宣言最新版本为 2024 年 10 月修订。本译著收录的《赫尔辛基宣言》（2024 年版）来源于上海交通大学官网，https://irb.sjtu.edu.cn/info/1232/2121.htm，收录时有所修改。

2024年10月，芬兰赫尔辛基，第75届世界医学会全体大会。

序　言

1. 世界医学会制定《赫尔辛基宣言》作为涉及人类参与者（包括利用可识别身份的人体材料或数据）的医学研究伦理原则的一项声明。

应整体阅读本宣言，在应用其每一个构成段落时应考虑所有其他有关的段落。

2. 尽管本宣言是由医生采纳的，但世界医学会确信，所有参与医学研究的个人、团队和机构都应遵守这些原则，因为这些原则对尊重和保护所有研究参与者，包括患者和健康志愿者，是至关重要的。

一般原则

3. 世界医学会《日内瓦宣言》用以下誓言约束医生："我的患者的健康和福祉是我的首要考虑。"《国际医学伦理准则》主张："医生必须把患者的健康和福祉放在第一位，必须以患者的最佳利益为出发点提供医疗护理。"

4. 医生有责任促进和保护患者（包括那些参与医学研究的患者）的健康、福祉和权利。医生的知识和良心应致力于履行这一责任。

5. 医学的进步以研究为基础，而这些研究终归必须包含参与者。

即使是已被充分证明的干预措施，也应通过研究对其安全性、有效性、效率、可及性和质量进行持续评估。

6. 涉及人类参与者的医学研究应遵循伦理标准，促进并确保对所有参与者的尊重，保护他们的健康和权利。

鉴于医学研究是在各种结构性不平等的背景下开展的，研究者应仔细考虑如何分配获益、风险和负担。

应在医学研究开展之前、期间和结束后，与潜在和已入组的参与者及其社群进行有意义的互动。研究者应确保潜在和已入组的参与者及其社群能够分享他们的优先事项和价值观，参与研究的设计、实施和其他相关活动，并参与理解和传播研究结果。

7. 涉及人类参与者的医学研究的首要目的是产出知识，以了解疾病的起因、发展和影响，改进预防、诊断和治疗的干预措施，并最终增进个人和公众的健康。

这些目的绝不能凌驾于研究参与者个人的权利和利益之上。

8. 突发公共卫生事件期间，可能迫切需要新的知识和干预措施，但在此类突发事件期间坚持本宣言的伦理原则仍然是至关重要的。

9. 参与医学研究的医生有责任保护研究参与者的生命、健康、尊严、完整性、自主性、隐私和个人信息的保密。保护研究参与者的责任必须始终由医生或其他研究者承担，绝不能由研究参与者承担，即使他们已经同意了。

10. 医生和其他研究者在开展涉及人类参与者的研究时，必须考虑研究发起和实施所在国或多国的伦理、法律与监管规范和标准，以及适用的国际规范和标准。任何国家或国际的伦理、法律或监管要求均不得削弱或取消本宣言所述的对研究参与者的任何保护。

11. 医学研究的设计与实施应避免或尽量减少对环境的危害，力求环境的可持续性。

12. 涉及人类参与者的医学研究必须由受过适当伦理和科学教育、培训，且具备资质的人员开展。此类研究要求由一名称职且具有适当资质的医生或其他研究者进行监督。

科学诚信对于开展涉及人类参与者的医学研究至关重要。相关个人、团队和机构必须杜绝科研不端行为。

13. 应为在医学研究中代表性不足的群体提供适当的参与研究的机会。

14. 将医学研究与医疗照护相结合的医生，只有在研究具有潜在的预防、诊断或治疗价值，并且有充分理由相信参与研究不会对作为研究参与者的患者健康产生不利影响时，方可让患者参与研究。

15. 必须确保因参与研究受到损害的参与者得到合理的补偿和治疗。

风险、负担和获益

16. 在医疗实践和医学研究中，大多数干预措施都涉及风险和负担。

只有在研究目的的重要性超过对研究参与者的风险和负担的情况下，涉及人类参与者的医学研究才能开展。

17. 所有涉及人类参与者的医学研究在开始之前，必须仔细评估该研究对参与研究的个人和群体造成的可预见的风险和负担，并与研究对参与者和受研究问题所影响的其他个人或群体带来的可预见的获益进行权衡。

必须采取措施确保风险和负担最小化。研究者必须对风险和负担进行持续监测、评估和记录。

18. 只有在确认研究的风险和负担得到了全面的评估并能被妥善地管理时，医生和其他研究者才可以开展涉及人类参与者的研究。

当发现风险和负担超过潜在的获益，或有确凿证据证明研究已有了明确的结果时，医生和其他研究者必须对继续、修正还是立即停止该研究进行评估。

个人、群体和社群的脆弱性

19. 作为研究参与者，一些个人、群体和社群可能由于固定的或情境的及动态的因素而处于更加脆弱的境地，因而受到不公平对待或遭受伤害的风险更大。当这些个人、群体和社群有特殊的健康需求时，将他们排除在医学研究之外可能会延续或加剧其受到的不平等对待。因此，必须对排除他们参与研究的危害与将他们纳入研究的任何危害进行考虑和权衡。为了公平和负责任地将其纳入研究，应考虑给予他们特别的支持和保护。

20. 对于处于特别脆弱境况的个人、群体和社群，只有在能够满足他们的健康需求和优先事项，并且这些个人、群体和社群能够从研究产生的知识、实践或干预措施中获益的情况下，开展医学研究才是可以得到辩护的。只有当研究无法在不那么脆弱的群体或社群中进行，或者排除他们可能会延续或加剧其受到的不平等对待时，研究者才能仅纳入那些特别脆弱的人。

科学要求和研究方案

21. 涉及人类参与者的医学研究必须具备科学合理和严谨的设计与实施，从而可能产生可靠、有效和有价值的知识，避免研究浪费。研究必须符合被普遍认可的科学原则，这应基于对科学文献、其他相关信息来源、充分的实验室研究，以及适当的动物实验的全面认识。

用于研究的动物的福利必须得到尊重。

22. 所有涉及人类参与者的医学研究，其设计和实施都必须在研究方案中有明确的描述和论证。

方案应包括一项相关伦理考虑声明，说明如何贯彻本宣言所述原则。方案应包括以下信息：目的、方法、预期获益与潜在的风险和负担、研究者资质、资金来源、任何潜在的利益冲突、隐私保护和信息保密规定、对参与者的激励、参与者因参与研究受到损害的治疗和/或补偿规定，以及研究的任何其他相关方面的信息。

对于临床试验，方案还必须描述试验后相关规定。

研究伦理委员会

23. 研究开始前，方案必须提交给相关研究伦理委员会（以下简称"委员会"）进行审议、评论、指导和批准。委员会的运行必须透明，其必须具有独立性和权威以抵制来自研究者、申办者或其他的不当影响。委员会必须有足够的能力来履行其职责，委员和工作人员必须拥有充足的教育背景、受过较好的培训、具备相应的资质和多样性，以有效地评审各种类型的研究。

委员会必须足够熟悉当地的情况和背景，并至少包括一名普通公众委员。委员会必须考虑研究实施所在国或多国的伦理、法律与监管规范和标准，以及适用的国际规范和标准，但这些规范和标准均不能削弱或取消本宣言所述的对研究参与者的任何保护。

开展国际合作研究时，研究方案必须得到研究申办国和所在国相关研究伦理委员会的批准。

委员会必须有权监督、建议修改、撤销批准和暂停正在进行的研究。需要进行监督时，研究者必须向委员会和/或胜任的数据安全监查实体提供信息，特别是关于任何严重不良事件的信息。未经委员会审议和批准，不得对研究方案进行任何修改。研究结束后，研究者必须向委员会提交结题报告，包括对研究结果和结论的总结。

隐私和保密

24. 必须采取一切防范措施来保护研究参与者的隐私，并对他们的个人信息进行保密。

自由和充分的知情同意

25. 自由和充分的知情同意是尊重个人自主性的重要组成部分。有能力做出知情同意的个人参与医学研究必须是自愿的。虽然征求家庭成员或社群代表的意见可能是恰当的，但除非有知情同意能力的个人自由地表示同意，否则其不能入组参与研究。

26. 在涉及有能力做出知情同意的人类参与者的医学研究中，必须以简明的语言充分告知每个潜在的参与者：目的、方法、预期获益与潜在的风险和负担、研究者资质、资金来源、任何潜在的利益冲突、隐私保护和信息保密规定、对参与者的激励、参与者因参与研究受到损害的治疗和/或补偿规定，以及研究的任何其他相关方面的信息。

必须告知潜在的参与者其有权拒绝参与研究，或随时撤回参与研究的知情同意而不会受到报复。应特别注意个别潜在参与者对特定信息和沟通的需求，以及提供信息的方法。

在确保潜在参与者理解了相关信息后，医生或其他有资质的个人必须设法获得潜在参与者自由表达的知情同意，并以书面或电子形式正式记录。如果不能以书面或电子方式表达同意，非书面的同意必须有正式的见证和记录。

所有医学研究的参与者都应该有权选择是否被告知研究的总体成果和结果。

27. 如果潜在的参与者与医生存在依赖关系，或有可能被迫同意，在获取其参与研究的知情同意时，医生或其他研究者必须特别谨慎。在这种情况下，知情同意必须由一个合适的、具有资质的，且独立于这种关系之外的个人获取。

28. 在涉及无法做出自由和充分的知情同意的人类参与者的医学研究中，医生或其他有资质的个人必须征求其法定代理人的知情同意，并考虑潜在参与者所表达的偏好和价值观。

那些无法做出自由和充分的知情同意的人处于特别脆弱的境况，有权得到相应的保护。除为特别脆弱者提供保护外，对于那些不能做出知情同意的人，只有在研究很可能带来个人获益或仅涉及最小风险和最小负担的情况下，才能将其纳入研究。

29. 当一个无法做出自由和充分的知情同意的潜在研究参与者能够表达同意参与研究的决定时，医生或其他有资质的个人除获取法定代理人的知情同意外，还必须征求潜在参与者的同意，并考虑其所表达的任何偏好和价值观。潜在参与者的不同意见应该得到尊重。

30. 涉及身体或精神上无法做出自由和充分的知情同意的参与者（例如，失去意识的患者）时，只有在妨碍做出知情同意的身体或精神状况属于研究目标人群的一个必要特征的情况下，研究才能开展。这种情况下，医生或其他有资质的个人必须获取法定代理人的知情同意。如果无法找到此类代理人，且研究不能被延误，研究可以在未获得知情同意的情况下开展，前提是研究方案中已经说明将那些因病情不能做出知情同意的参与者纳入研究的具体理由，并且该研究已经获得研究伦理委员会的批准。

必须尽快获取法定代理人或参与者本人（如果其恢复了知情同意能力）继续参与研究的自由和充分的知情同意。

31. 医生或其他研究者必须充分告知潜在参与者其医疗的哪些部分与研究有关。患者拒绝参与研究或决定退出研究，绝不能对医患关系或提供标准治疗产生不良影响。

32. 对生物材料和可识别或可重新识别的数据进行收集、处理、存储以及可预见的二次利用时，医生或其他有资质的个人必须获得研究参与者的自由和充分的知情同意。基于多种目的或不确定性目的，收集和存储研究参与者的任何数据或生物材料，都应遵循《世界医学会台北宣言》提出的要求，包括个人权利和治理原则。研究伦理委员会必须对此类数据库和生物样本库的建立进行批准，并监督其持续使用。

在获取同意不可能或不可行的情况下，只有经过研究伦理委员会的考虑和批准，才能对存储的数据或生物材料进行二次研究。

安慰剂使用

33. 一种新的干预措施的获益、风险、负担和有效性，必须与已被证明的最佳干预措施进行对照试验，下列情况除外：

如果不存在已被证明的干预措施，使用安慰剂或不进行干预是可以接受的；或

如果出于令人信服的且科学合理的方法学原因，对于确定一种干预措施的有效性或安全性，使用已被证明的最佳干预措施之外的任何干预措施、使用安慰剂或不进行干预是必要的；同时，接受其他干预措施、安慰剂或不进行干预的参与者，不会承担因未接受已被证明的最佳干预措施而遭受严重或不可逆伤害的额外风险。

必须格外注意避免滥用这一选择。

试验后规定

34. 在临床试验开展前，申办者和研究者必须就试验后规定做出安排，通过他们自己、医疗保健系统或政府，为所有参与者提供其仍然需要的，在试验中确定为有益且合理安全的干预措施。此要求的例外情况必须得到研究伦理委员会的批准。关于试验后规定的具体信息，必须将其作为知情同意的一部分，向参与者披露。

研究注册、发表和结果传播

35. 涉及人类参与者的医学研究在招募第一个参与者之前，必须在公开可访问的数据库中注册。

36. 研究者、作者、申办者、编辑和出版商在发表和传播研究结果方面都负有伦理义务。研究者有责任公开涉及人类参与者的研究结果，并对报告的及时性、完整性和准确性负责。所有各方都应遵守公认的指南进行伦理的报道。阴性的、无定论的和阳性的结果都必须发表或通过其他途径公开。资金来源、机构隶属关系和利益冲突必须在出版物中声明。不符合本宣言原则的研究报告不应被接收发表。

临床实践中未经证明的干预措施

37. 为了恢复个体患者的健康或减轻患者的痛苦，由于缺少充足的或被证明有效的干预措施，且不可能入组临床试验，而尝试使用的未经证明的干预措施，应在随后被作为研究对象，对其安全性和有效性进行评估。开展此类干预措施的医生必须首先征求专家建议，权衡可能的风险、负担和获益，并获得知情同意。他们还必须记录，在适当的时候共享数据，并避免影响临床试验。这些干预措施绝不能规避本宣言提出的对研究参与者的保护。